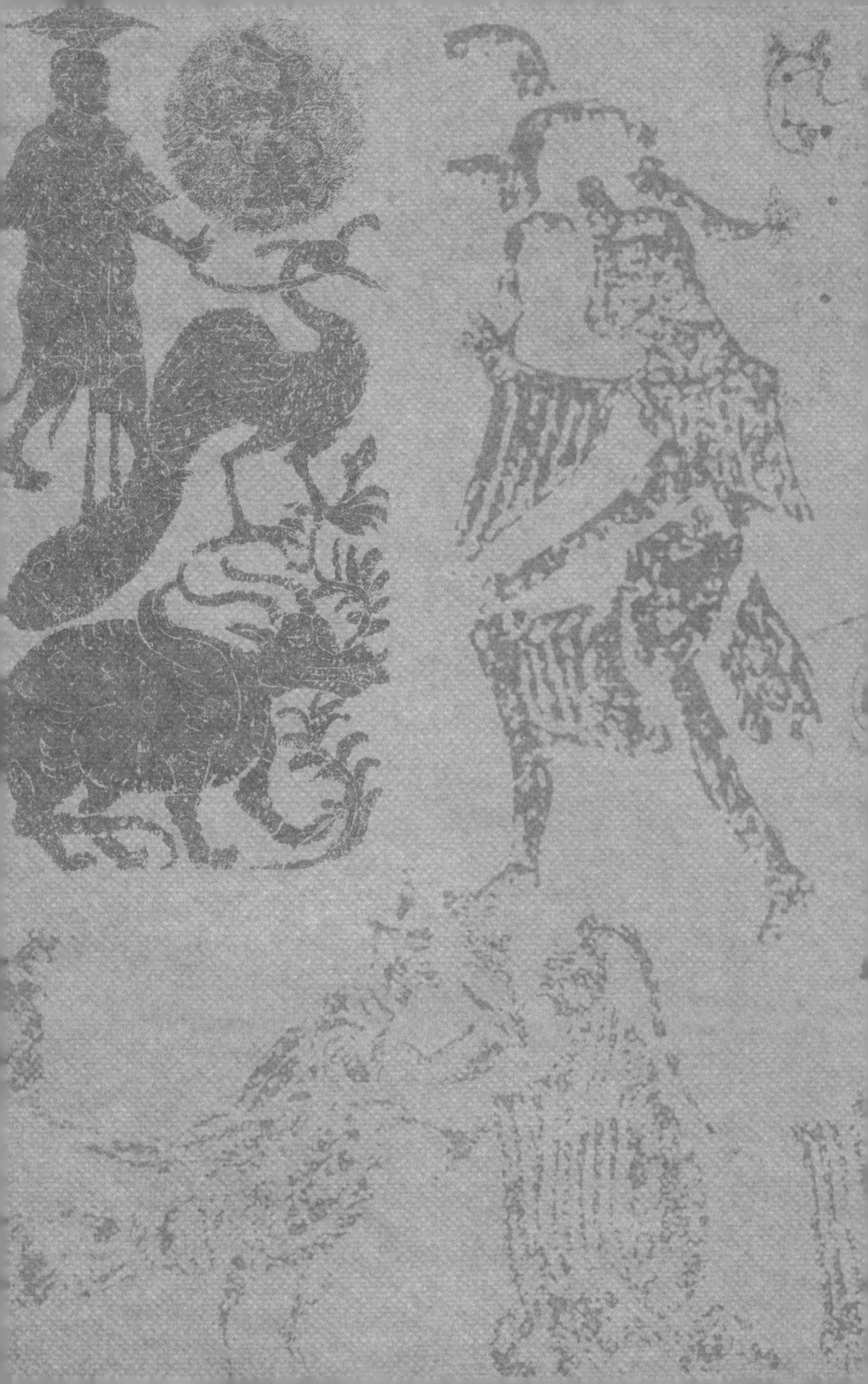

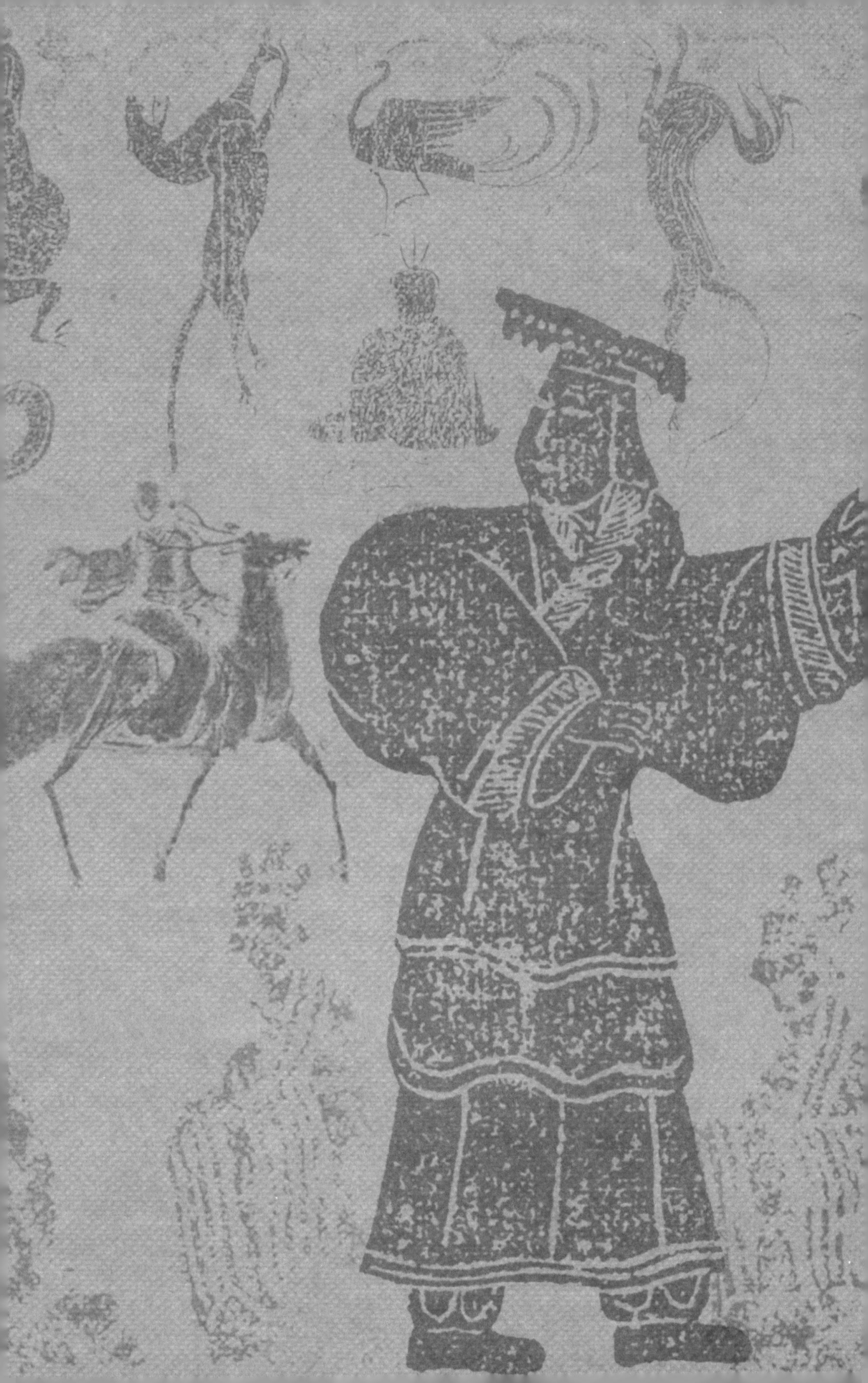

中国古医籍整理丛书

胡文焕医书三种

明·胡文焕　纂辑

朱　音　校注

中国中医药出版社

·北　京·

图书在版编目（CIP）数据

胡文焕医书三种/（明）胡文焕纂辑；朱音校注．—北京：中国中医药出版社，2015.12

（中国古医籍整理丛书）

ISBN 978－7－5132－2728－5

Ⅰ.①胡…　Ⅱ.①胡…②朱…　Ⅲ.①中国医药学—古籍—汇编—中国—明代　Ⅳ.①R2

中国版本图书馆CIP数据核字（2015）第196889号

中国中医药出版社出版
北京市朝阳区北三环东路28号易亨大厦16层
邮政编码　100013
传真　010 64405750
三河市鑫金马印装有限公司印刷
各地新华书店经销

*

开本710×1000　1/16　印张11.5　字数47千字
2015年12月第1版　2015年12月第1次印刷
书　号　ISBN 978－7－5132－2728－5

*

定价　35.00元
网址　www.cptcm.com

社长热线　010 64405720
购书热线　010 64065415　010 64065413
微信服务号　zgzyycbs
书店网址　csln.net/qksd/
官方微博　http://e.weibo.com/cptcm
淘宝天猫网址　http://zgzyycbs.tmall.com

国家中医药管理局
中医药古籍保护与利用能力建设项目
组织工作委员会

主　任　委　员　王国强
副 主 任 委 员　王志勇　李大宁
执行主任委员　曹洪欣　苏钢强　王国辰　欧阳兵
执行副主任委员　李　昱　武　东　李秀明　张成博
委　　　　　员

各省市项目组分管领导和主要专家

（山东省）武继彪　欧阳兵　张成博　贾青顺
（江苏省）吴勉华　周仲瑛　段金廒　胡　烈
（上海市）张怀琼　季　光　严世芸　段逸山
（福建省）阮诗玮　陈立典　李灿东　纪立金
（浙江省）徐伟伟　范永升　柴可群　盛增秀
（陕西省）黄立勋　呼　燕　魏少阳　苏荣彪
（河南省）夏祖昌　刘文第　韩新峰　许敬生
（辽宁省）杨关林　康廷国　石　岩　李德新
（四川省）杨殿兴　梁繁荣　余曙光　张　毅

各项目组负责人

王振国（山东省）　王旭东（江苏省）　张如青（上海市）
李灿东（福建省）　陈勇毅（浙江省）　焦振廉（陕西省）
蔡永敏（河南省）　鞠宝兆（辽宁省）　和中浚（四川省）

项目专家组

顾　问　马继兴　张灿玾　李经纬

组　长　余瀛鳌

成　员　李致忠　钱超尘　段逸山　严世芸　鲁兆麟
郑金生　林端宜　欧阳兵　高文柱　柳长华
王振国　王旭东　崔　蒙　严季澜　黄龙祥
陈勇毅　张志清

项目办公室（组织工作委员会办公室）

主　任　王振国　王思成

副主任　王振宇　刘群峰　陈榕虎　杨振宁　朱毓梅
刘更生　华中健

成　员　陈丽娜　邱　岳　王　庆　王　鹏　王春燕
郭瑞华　宋咏梅　周　扬　范　磊　张永泰
罗海鹰　王　爽　王　捷　贺晓路　熊智波

秘　书　张丰聪

前 言

中医药古籍是传承中华优秀文化的重要载体，也是中医学传承数千年的知识宝库，凝聚着中华民族特有的精神价值、思维方法、生命理论和医疗经验，不仅对于传承中医学术具有重要的历史价值，更是现代中医药科技创新和学术进步的源头和根基。保护和利用好中医药古籍，是弘扬中国优秀传统文化、传承中医学术的必由之路，事关中医药事业发展全局。

1949 年以来，在政府的大力支持和推动下，开展了系统的中医药古籍整理研究。1958 年，国务院科学规划委员会古籍整理出版规划小组在北京成立，负责指导全国的古籍整理出版工作。1982 年，国务院古籍整理出版规划小组召开全国古籍整理出版规划会议，制定了《古籍整理出版规划（1982—1990）》，卫生部先后下达了两批 200 余种中医古籍整理任务，掀起了中医古籍整理研究的新高潮，对中医文化与学术的弘扬、传承和发展，发挥了极其重要的作用，产生了不可估量的深远影响。

2007 年《国务院办公厅关于进一步加强古籍保护工作的意见》明确提出进一步加强古籍整理、出版和研究利用，以及

“保护为主、抢救第一、合理利用、加强管理”的方针。2009年《国务院关于扶持和促进中医药事业发展的若干意见》指出，要“开展中医药古籍普查登记，建立综合信息数据库和珍贵古籍名录，加强整理、出版、研究和利用”。《中医药创新发展规划纲要（2006—2020）》强调继承与创新并重，推动中医药传承与创新发展。

2003~2010年，国家财政多次立项支持中国中医科学院开展针对性中医药古籍抢救保护工作，在中国中医科学院图书馆设立全国唯一的行业古籍保护中心，影印抢救濒危珍本、孤本中医古籍1640余种；整理发布《中国中医古籍总目》；遴选351种孤本收入《中医古籍孤本大全》影印出版；开展了海外中医古籍目录调研和孤本回归工作，收集了11个国家和2个地区137个图书馆的240余种书目，基本摸清流失海外的中医古籍现状，确定国内失传的中医药古籍共有220种，复制出版海外所藏中医药古籍133种。2010年，国家财政部、国家中医药管理局设立“中医药古籍保护与利用能力建设项目”，资助整理400余种中医药古籍，并着眼于加强中医药古籍保护和研究机构建设，培养中医古籍整理研究的后备人才，全面提高中医药古籍保护与利用能力。

在此，国家中医药管理局成立了中医药古籍保护和利用专家组和项目办公室，专家组负责项目指导、咨询、质量把关，项目办公室负责实施过程的统筹协调。专家组成员对古籍整理研究具有丰富的经验，有的专家从事古籍整理研究长达70余年，深知中医药古籍整理研究的重要性、艰巨性与复杂性，履行职责认真务实。专家组从书目确定、版本选择、点校、注释等各方面，为项目实施提供了强有力的专业指导。老一辈专家的学术水平和智慧，是项目成功的重要保证。项目承担单位山东中医药大学、南京中医药大学、上海中医药大学、福建中医药大学、浙江省中医药研究院、陕西省中医药研究院、河南省中医药研究院、辽宁中医药大学、成都中医药大学及所在省市中医药管理部门精心组织，充分发挥区域间互补协作的优势，并得到承担项目出版工作的中国中医药出版社大力配合，全面推进中医药古籍保护与利用网络体系的构建和人才队伍建设，使一批有志于中医学术传承与古籍整理工作的人才凝聚在一起，研究队伍日益壮大，研究水平不断提高。

本着“抢救、保护、发掘、利用”的理念，该项目重点选择近60年未曾出版的重要古医籍，综合考虑所选古籍的保护价值、学术价值和实用价值。400余种中医药古籍涵盖了医经、基础理论、诊法、伤寒金匮、温病、本草、方书、内科、外科、女科、儿科、伤科、眼科、咽喉口齿、针灸推拿、养生、医案医话医论、医史、临证综合等门类，跨越唐、宋、金元、明以迄清末。全部古籍均按照项目办公室组织完成的行业标准《中医古籍整理规范》及《中医药古籍整理细则》进行整理校注，绝大多数中医药古籍是第一次校注出版，一批孤本、稿本、抄本更是首次整理面世。对一些重要学术问题的研究成果，则集中收录于各书的“校注说明”或“校注后记”中。

“既出书又出人”是本项目追求的目标。近年来，中医药古籍整理工作形势严峻，老一辈逐渐退出，新一代普遍存在整理研究古籍的经验不足、专业思想不坚定等问题，使中医古籍整理面临人才流失严重、青黄不接的局面。通过本项目实施，搭建平台，完善机制，培养队伍，提升能力，经过近5年的建设，锻炼了一批优秀人才，老中青三代齐聚一堂，有效地稳定了研究队伍，为中医药古籍整理工作的开展和中医文化与学术的传承提供必备的知识和人才储备。

本项目的实施与《中国古医籍整理丛书》的出版，对于加强中医药古籍文献研究队伍建设、建立古籍研究平台，提高古籍整理水平均具有积极的推动作用，对弘扬我国优秀传统文化，推进中医药继承创新，进一步发挥中医药服务民众的养生保健与防病治病作用将产生深远影响。

第九届、第十届全国人大常委会副委员长许嘉璐先生，国家卫生计生委副主任、国家中医药管理局局长、中华中医药学会会长王国强先生，我国著名医史文献专家、中国中医科学院马继兴先生在百忙之中为丛书作序，我们深表敬意和感谢。

由于参与校注整理工作的人员较多，水平不一，诸多方面尚未臻完善，希望专家、读者不吝赐教。

国家中医药管理局中医药古籍保护与利用能力建设项目办公室

二〇一四年十二月

许 序

“中医”之名立，迄今不逾百年，所以冠以“中”字者，以别于“洋”与“西”也。慎思之，明辨之，斯名之出，无奈耳，或亦时人不甘泯没而特标其犹在之举也。

前此，祖传医术（今世方称为“学”）绵延数千载，救民无数；华夏屡遭时疫，皆仰之以度困厄。中华民族之未如印第安遭染殖民者所携疾病而族灭者，中医之功也。

医兴则国兴，国强则医强。百年运衰，岂但国土肢解，五千年文明亦不得全，非遭泯灭，即蒙冤扭曲。西方医学以其捷便速效，始则为传教之利器，继则以“科学”之冕畅行于中华。中医虽为内外所夹击，斥之为蒙昧，为伪医，然四亿同胞衣食不保，得获西医之益者甚寡，中医犹为人民之所赖。虽然，中国医学日益陵替，乃不可免，势使之然也。呜呼！覆巢之下安有完卵？

嗣后，国家新生，中医旋即得以重振，与西医并举，探寻结合之路。今也，中华诸多文化，自民俗、礼仪、工艺、戏曲、历史、文学，以至伦理、信仰，皆渐复起，中国医学之兴乃属必然。

迄今中医犹为国家医疗系统之辅，城市尤甚。何哉？盖一则西医赖声、光、电技术而于20世纪发展极速，中医则难见其进。二则国人惊羡西医之“立竿见影”，遂以为其事事胜于中医。然西医已自觉将入绝境：其若干医法正负效应相若，甚或负远逾于正；研究医理者，渐知人乃一整体，心、身非如中世纪所认定为二对立物，且人体亦非宇宙之中心，仅为其一小单位，与宇宙万象万物息息相关。认识至此，其已向中国医学之理念“靠拢”矣，虽彼未必知中国医学何如也。唯其不知中国医理何如，纯由其实践而有所悟，益以证中国之认识人体不为伪，亦不为玄虚。然国人知此趋向者，几人？

国医欲再现宋明清高峰，成国中主流医学，则一须继承，一须创新。继承则必深研原典，激清汰浊，复吸纳西医及我藏、蒙、维、回、苗、彝诸民族医术之精华；创新之道，在于今之科技，既用其器，亦参照其道，反思己之医理，审问之，笃行之，深化之，普及之，于普及中认知人体及环境古今之异，以建成当代国医理论。欲达于斯境，或需百年欤？予恐西医既已醒悟，若加力吸收中医精粹，促中医西医深度结合，形成21世纪之新医学，届时“制高点”将在何方？国人于此转折之机，能不忧虑而奋力乎？

予所谓深研之原典，非指一二习见之书、千古权威之作；就医界整体言之，所传所承自应为医籍之全部。盖后世名医所著，乃其秉诸前人所述，总结终生行医用药经验所得，自当已成今世、后世之要籍。

盛世修典，信然。盖典籍得修，方可言传言承。虽前此50余载已启医籍整理、出版之役，惜旋即中辍。阅20载再兴整理、出版之潮，世所罕见之要籍千余部陆续问世，洋洋大观。

今复有“中医药古籍保护与利用能力建设”之工程，集九省市专家，历经五载，董理出版自唐迄清医籍，都400余种，凡中医之基础医理、伤寒、温病及各科诊治、医案医话、推拿本草，俱涵盖之。

噫！璐既知此，能不胜其悦乎？汇集刻印医籍，自古有之，然孰与今世之盛且精也！自今而后，中国医家及患者，得览斯典，当于前人益敬而畏之矣。中华民族之屡经灾难而益蕃，乃至未来之永续，端赖之也，自今以往岂可不后出转精乎？典籍既蜂出矣，余则有望于来者。

谨序。

第九届、十届全国人大常委会副委员长

許嘉璐

二〇一四年冬

王 序

中医学是中华民族在长期生产生活实践中，在与疾病作斗争中逐步形成并不断丰富发展的医学科学，是中国古代科学的瑰宝，为中华民族的繁衍昌盛作出了巨大贡献，对世界文明进步产生了积极影响。时至今日，中医学作为我国医学的特色和重要医药卫生资源，与西医学相互补充、相互促进、协调发展，共同担负着维护和促进人民健康的任务，已成为我国医药卫生事业的重要特征和显著优势。

中医药古籍在存世的中华古籍中占有相当重要的比重，不仅是中医学术传承数千年最为重要的知识载体，也是中医为中华民族繁衍昌盛发挥重要作用的历史见证。中医药典籍不仅承载着中医的学术经验，而且蕴含着中华民族优秀的思想文化，凝聚着中华民族的聪明智慧，是祖先留给我们的宝贵物质财富和精神财富。加强对中医药古籍的保护与利用，既是中医学发展的需要，也是传承中华文化的迫切要求，更是历史赋予我们的责任。

2010 年，国家中医药管理局启动了中医药古籍保护与利用能力建设项目。这既是传承中医药的重要工程，也是弘扬优秀民族文化的重要举措，不仅能够全面推进中医药的有效继承和创新发展，为维护人民健康做出贡献，也能够彰显中华民族的璀璨文化，为实现中华民族伟大复兴的中国梦作出贡献。

相信这项工作一定能造福当今，嘉惠后世，福泽绵长。

国家卫生与计划生育委员会副主任

国家中医药管理局局长

中华中医药学会会长

王国强

二〇一四年十二月

马 序

新中国成立以来，党和国家高度重视中医药事业发展，重视古籍的保护、整理和研究工作。自1958年始，国务院先后成立了三届古籍整理出版规划小组，分别由齐燕铭、李一氓、匡亚明担任组长，主持制订了《整理和出版古籍十年规划（1962—1972）》《古籍整理出版规划（1982—1990）》《中国古籍整理出版十年规划和“八五”计划（1991—2000）》等，而第三次规划中医药古籍整理即纳入其中。1982年9月，卫生部下发《1982—1990年中医古籍整理出版规划》，1983年1月，中医古籍整理出版办公室正式成立，保证了中医古籍整理出版规划的实施。2002年2月，《国家古籍整理出版“十五”（2001—2005）重点规划》经新闻出版署和全国古籍整理出版规划领导小组批准，颁布实施。其后，又陆续制定了国家古籍整理出版“十一五”和“十二五”重点规划。国家财政多次立项支持中国中医科学院开展针对性中医药古籍抢救保护工作，文化部在中国中医科学院图书馆专门设立全国唯一的行业古籍保护中心，国家先后投入中医药古籍保护专项经费超过3000万元，影印抢救濒危珍、善、孤本中医古籍1640余种，开展了海外中医古籍目录调研和孤本回归工作。2010年，国家财政部、国家中医药管理局安排国家公共卫生专项资金，设立了“中医药古籍保护与利用能力建设项目”，这是继1982～1986年第一批、第二批重要中医药古籍整理之后的又一次大规模古籍整理工程，重点整理新中国成立后未曾出版的重要古籍，目标是形成并普及规范的通行本、传世本。

为保证项目的顺利实施，项目组特别成立了专家组，承担咨询和技术指导，以及古籍出版之前的审定工作。专家组中的许多成员虽逾古稀之年，但老骥伏枥，孜孜不倦，不仅对项目进行宏观指导和质量把关，更重要的是通过古籍整理，以老带新，言传身教，培养一批中医药古籍整理研究的后备人才，促进了中医药古籍保护和研究机构建设，全面提升了我国中医药古籍保护与利用能力。

作为项目组顾问之一，我深感中医药古籍保护、抢救与整理工作的重要性和紧迫性，也深知传承中医药古籍整理经验任重而道远。令人欣慰的是，在项目实施过程中，我看到了老中青三代的紧密衔接，看到了大家的坚持和努力，看到了年轻一代的成长。相信中医药古籍整理工作的将来会越来越好，中医药学的发展会越来越好。

欣喜之余，以是为序。

中国中医科学院研究员

马继兴

二〇一四年十二月

校注说明

一、本书概况与版本选择

《医学要数》《应急良方》《养生食忌》为明代胡文焕纂辑。胡氏因体弱多病而好养生之术，生平喜藏书刻书。这三种医书均刻印于明万历年间，收于胡氏丛书《寿养丛书》或《医家萃览》之中，流传于世。书中介绍古代养生相关的医学理论、居家应急偏方与饮食禁忌，后世医学著作与养生书籍多引用之。

目前，这三种书均有明刻本存世，但或多或少都有破损毁坏。幸而后世有抄本流传，尤其是万历虎林文会堂刻本《寿养丛书》的清代抄本，收录书目最多。本次整理的三种医书均被收于其中。此清抄本由中国中医科学院李经纬研究员从中国书店购得，并影印出版（简称清抄影印本）。本次校注整理工作，各书底本尽量选用明刻本，在刻本残缺不全的情况下，比较各抄本，择其善者为底本。具体如下：

《医学要数》存世刻本稀少，藏于山东省图书馆的万历刻本是本次调研查得的唯一刻本，但已“纸张酥脆，不宜翻阅”。其抄本主要有两个系统。一个是清抄本《寿养丛书》。清抄本《医学要数》虽然字迹清晰，但内容上讹误较多，甚至有错简。另一个是中国中医科学院图书馆的两个万历新刻本抄本与上海中医药大学图书馆的抄本，均系同一祖本抄出。该系统的抄本虽然抄写年代不详，但字迹清晰，内容完备，讹误相对较少。其中又以中国中医科学院图书馆的朱格抄本（简称朱格本）为最佳，所以此次校注选择该本为底本，而以该图书馆的蓝格抄本（简称蓝格本）、清抄本为主校本，以《黄帝内经》《难经》《脉经》等十余部上古至明初的相关医书为参校本。

《应急良方》存世明刻本有二。一见于中国科学院国家科学图书馆所藏万历刻本《医家萃览》（简称《医家萃览》本）。该本纸张损毁较多，以致多处文字漫漶不清。一见于中国中医科学院图书馆所藏《轩辕黄帝治病秘法　应急良方》（简称合刊本）。该本为商贾将两本不全的书“凑合以欺人”，只有下半部《应急良方》，且残损较多，实为残本。上述两者均不如清抄本《寿养丛书》所收内容完整。所以此次校注以《寿养丛书》的清抄本为底本，以《医家萃览》本、合刊本为主校本，以相关医书为参校本。

《养生食忌》存世明刻本较多，此次所见有四。对比其版式、刻字及全书内容，均无明显区别。上海中医药大学图书馆的虎林文会堂万历壬辰（1592）刻本，破损最少，字迹清晰，内容较为完整。所以此次校注以其为底本，以中国科学院国家科学图书馆所藏万历映旭斋《寿养丛书》癸巳刻本（简称映旭斋刻本）、《北京图书馆古籍珍本丛刊·寿养丛书》影印本（简称珍本丛刊本）为主校本，以相关医书为参校本。

二、校注体例和原则

1. 本次整理采用简体横排，并采用现代标点方法，对原书进行重新断句标点。

2. 原书中的繁体字，均改为现代汉语规范简化字。

3. 异体字、古字，径改为规范简化字，不出校记。如“已上”改为“以上”，“蓴”改为“莼”，“亶中”改为“膻中”。通假字，一律保留，并出校记说明。文中表示上下文的方位词“右”“左”改为“上”“下”，不出校记。

4. 原书中模糊不清、难以辨认的文字，以虚阙号“□”按所脱字数补入，并在校记中说明“某书作某”。

5. 对冷僻字词加以注音和解释。

6. 《应急良方》原书无目录，今据内容提取目录，并与《医学要数》《养生食忌》的目录一并置于每书正文之前，且依正文重新厘定。

7. 每部书卷首书名有“万历新刻”“新刻”“全”等字样，书名下署有“钱唐胡文焕德父纂”或“钱唐胡文焕德甫纂辑”字样，今均删除，不出校记。

8. 校记中，书名较长者一律采用简称。《王叔和脉诀》简称《脉诀》，《备急千金要方》简称《千金方》，《三因极一病证方论》简称《三因方》，《仁斋直指方论》简称《仁斋直指》，《医经溯洄集》简称《溯洄集》，《重修政和经史证类备急本草》简称《政和本草》，《世医得效方》简称《得效方》，《珍珠囊补遗药性赋》简称《药性赋》，《古今医统大全》简称《古今医统》，《订正太素脉秘诀》简称《太素脉诀》。

总目录

医 学 要 数

目 录

卷 上

卷　下

卷　上

一　息

呼者因阳出，吸者随阴入。呼出心与肺，吸入肾与肝。呼吸之间，脾受谷味，其脉在中也。一呼一吸为一息。呼吸定息，脉行六寸。一日一夜，凡一万三千五百息，脉行八百一十丈周于身，漏水下百刻，荣卫行阳二十五度，行阴亦二十五度，为一周。此平人之息数也。

二　仪

天为阳，主腰以上之事；地为阴，主腰以下之事。清阳为天，浊阴为地；地气上为云，天气下为雨；雨出地气，云出天气。清阳出上窍，浊阴出下窍；清气①发腠理，浊阴走五脏；清阳实四肢，浊阴归六腑。此天地阴阳，人身应之也。

二阳病

经曰：二阳之病发心脾，有不得隐曲②，女子不月。释之者谓：男子则脾受之而味不化，故少精；女子则心受

① 气：《素问·阴阳应象大论》作“阳”。

② 隐曲：谓男子少精阳痿之病，语见《素问·阴阳别论》。

之而血不流，故不月。分心脾为男女各受立说，窃独谓不然。夫二阳，阳明也，胃与大肠之脉也。肠胃有病，心脾受之。发心脾，犹言延及于心脾也。虽然，脾胃为合，胃病而及脾，理固宜矣。大肠与心，本非合也，今大肠而及心，何哉？盖胃为受纳之府，大肠为传化之府，食入于胃，浊气归之，饮入于胃，输精于脾者，以胃之能纳，大肠之能化耳。肠胃既病，则不能受，不能化，心脾何所资乎？心脾既无所资，则无以运化而生精血矣。故肠胃有病，心脾受之，则男为少精，女为不月矣。心脾当总言，男女不当分说，至隐曲不月，方可分说耳。若如释者之言，则男之精独资于脾，而不资于心，女之血独资于心，而不资于脾，有是理耶？盖男女精血皆由五脏六腑之相养而后成，可谓之男精资于脾，女血资于心乎？经本曰男女皆有心脾之病，但在男子则隐曲之下[①]利，女子则月事之不来耳。

三 才

天、地、人为之三才。上配天为至阳，以阳极变阴，故卦体坤；上[②]配地为至阴，以阴极变阳，故卦体乾，以成天地泰也。鼻之下、口之上为中，以配人，得阴阳交泰之，位居中，故曰人中也。惟贤人上配天以养头，下象地

---

① 下：《溯洄集·二阳病论》作“不”，当从。

② 上：据文义，疑作“下”。

以养足，中傍人事以养五脏。故天气通于肺[①]，地气通于嗌，风气通于肝，雷气通于心，谷气通于脾，雨气通于肾。六经为川，肠胃为海，九窍为水注之气也。

三部

自鱼际至高骨得一寸，故名曰寸部；从寸至尺泽得一尺，故名曰尺部；寸后尺前以高骨为关，故名曰关部。上部法阳，主胸以上至头之有疾，则是寸得之，病在上；中部法人，主膈下至脐上之有病，则是关得之，病在中；下部法阴，主脐以下至足之有疾，则是尺得之，病在下也。

三焦

三焦者，水谷之道路，气之所终始也。上焦者，自心至膈，在胃上口，主纳而不出，其治在膻中，玉堂下一寸六分，直两乳间陷者是。中焦者，在胃中脘，不上不下，主腐熟水谷，其治在脐旁。下焦者，在脐下当膀胱上口，主分别清浊，出而不纳，以传水谷，其治在脐下二[②]寸。盖三焦者，通三气而言之。其下焦者，原气之府，五脏六腑之本，十二经脉之根。脐下石门穴，为三焦之募[③]，募[④]

---

① 肺：原作“腑”，据诸本改。

② 二：《难经·三十一难》《医学入门·内集·脏腑》均作“一”。

③④ 募：原作“幕”，据医理改。

者，诸气之所以会聚，聚而复分于十二经，为[①]手少阳合手厥阴为表里。其在六气，为之相火，其所主禀，住居脐下，当临膀胱上口，清浊由此而分，出而不纳，粹然熏和之气上入于中。中焦之位，居于中脘，位成土德，发越冲和[②]，翕受[③]五谷，腐熟于中，变化精微，内养于神，外为柔软，以固于筋。中焦既治，具[④]气上烘，入于膻中而为上焦。其位居于胃之上口，司于入纳，气宇平宁，襟膺开豁，喜乐由此而生。其气之上，上穷必返，循环无已；则水谷之所入者，自上而中，自中而下；至于糟粕转输，传而下，一无底滞。故云：水谷之道路，气之所终始。《脉经》曰“三焦无状空有名，寄在胸中膈相应”是也。

三 神

精者，神之本；气者，神之主；形者，神之宅。故神大用则歇，精大用则竭，气大劳则绝。但能谨于保守，何致若此之竭绝也。

三因说

盖六气者，风、寒、暑、湿、燥、热也；七情者，

---

① 为：《医学入门·内集·脏腑》作“与”。

② 冲和：语本《老子·四十二章》“冲气以为和”。后以“冲和”指真气、元气。

③ 翕（xī吸）受：收受。

④ 具：《医学入门·内集·脏腑》作“其”，当从。

喜、怒、忧、思、悲、恐、惊也。若将护得宜，则怡然安泰；调理失节，百病生焉。病疹既成，须寻所由。故前哲示教，谓之病源。夫六淫，天之常气也，冒之则先自经络流于内，合于脏腑，为外所因；七情，人之常性也，动之则先自脏腑郁发，外形于肌体，为内所因；其如饮食饥饱，叫呼伤气，尽神度量，疲极筋力，房劳伤血，阴阳违逆，乃至虎狼毒虫，金疮痤[1]折，症忤魇溺[2]等，有背常理，为不内外因。千般疢疢，不越三条，以此详治，病源愈矣。

四气调神

春三月，此谓发陈，天地俱生，万物以荣，夜卧早起，广步于庭，披发缓形，以使志生，生而勿杀，予而勿夺，赏而勿罚，此春气之应，养生之道也。逆之则伤肝，夏为寒变，奉长者少。夏三月，此谓蕃秀，天地气交，万物华实，夜卧早起，无厌于日，使志无怒，使华英成秀，使气得泄，若所受[3]在外，此夏气之应，养长之道也。逆之则伤心，秋为痎疟[4]，奉收者少，冬至重病。秋三月，此谓容平，天气以急，地气以明，早卧早起，与鸡俱兴，

---

① 痤：《三因方·三因论》作“踒”，当从。踒（wō 窝），骨折。

② 症忤魇溺：《三因方·三因论》作“疰忤附着，畏压溺”，当从。

③ 受：《素问·四气调神大论》作“爱”。

④ 痎疟：经久不愈的疟疾。

使志安宁，以缓秋形①，收敛神气，反②秋气平，无外其志，使肺气清，此秋气之应，养收之道也。逆之则伤肺，冬为飧泄，奉藏者少。冬三月，此谓闭藏，水冰地坼③，无扰乎阳，早卧晚起，必待日光，使志④若伏若匿，若有私意，若已有得，去寒就温，无泄皮肤，使气亟夺，此冬气之应，养藏之道也。逆之则伤肾，春为痿厥，奉生者少⑤。

四气所伤

夫风者，春之令也。春感之，偶不即发而至夏，邪既不散，则必为疾。其所以为洞泄者，风盖天地浩荡之气，飞扬鼓舞，神速不恒，人身有此，肠胃之职，其能从容传化泌别而得其常乎？故水谷不及分别，而并趋下，以泄出也。其为飧泄，亦类此义。暑者，夏之令也。夏感之，偶不即发而至秋，又伤于风与寒，故为痎疟也。寒者，冬之令也，冬感之，偶不即发而至春，其身中之阳，虽始为寒邪所郁，不得顺其渐升之性，然亦必然应时而出，故发为温病也。若夫秋伤湿，其令行于时之义，前篇所谓“上逆

---

① 形：《素问·四气调神大论》作“刑”。

② 反：《素问·四气调神大论》作“使”，当从。

③ 坼（chè 彻）：原作“折”，据《素问·四气调神大论》改。坼，裂也。

④ 使志：原脱，据《素问·四气调神大论》补。

⑤ 有私意……奉生者少：此 42 字原脱，据《素问·四气调神大论》补。

而咳，发为痿厥[①]”，不言过时，似是当时即发者。但既与风、暑、寒三者并言，则此岂得独为即发者乎？然经无明文，终亦不敢比同后篇，便断然以为冬发病也。虽然，湿本长夏之令，侵过于秋耳，纵使即发，亦近于过时而发者矣，此当只以秋发病为论。湿从下受，故干肺[②]为咳，谓之上逆。夫肺为诸气之主，今既有病，则气不外运，又湿滞经络，故四肢痿弱无力，而或厥冷也。后篇所谓“冬生咳嗽[③]”，既言过时，则与前篇之义颇不同矣。夫湿气久客不散，至冬而寒气大行，肺恶寒而或受伤，故湿气得以乘虚上侵于肺，发为咳嗽也。观者以此意求之经旨，其或著乎。

四　知

望而知之者，望见其五色以知其病，故谓之神也；闻而知之者，闻其五音以别其病，故谓之圣也；问而知之者，问其取因[④]所[⑤]欲五味，以知其病所[⑤]起所在，故谓之工也；切脉而知之者，诊其三部，视其虚实，以知其病在何脏腑，故谓之巧也。

---

① 上逆而咳，发为痿厥：语见《素问·生气通天论》：“秋伤于湿，上逆而咳，发为痿厥”。

② 四气所伤……故干肺：此292字原脱，据《溯洄集·四气所伤论》补。

③ 冬生咳嗽：语见《素问·阴阳应象大论》：“秋伤于湿，冬生咳嗽”。

④ 取因：《难经·六十一难》无此二字。

⑤ 所：原作“取”，据《难经·六十一难》改。

四损

远唾损气，多睡损神，多汗损血，疾行损筋。

四肢

四肢者，手足是也，为诸阳之本。若调摄得宜，元气充和，则手足皆遂。倘或饮食失节，劳役所[①]伤，脾气一病，则不能为胃行其津液，四肢不能禀水谷，气日以衰，脉道不利，筋骨肌肉皆无气以生，故四肢不用，脾精不行，则四肢懈惰也。

四海

肝为血海，若有余则常想其身大，怫然不知其所[②]病；不足，亦常想其身小，狭然不知其所[②]病也。膻中为气海，若有余则气满[③]胸中，悗息面赤[④]；不足则气少不足以言也。脑为髓海，若有余则轻劲有力，自过其度；不足则脑转耳鸣，胫酸眩冒，目无所见，懈怠嗜卧也。胃为水谷之海，若有余则腹胀满；不足则饥不受谷食也。

---

① 所：原作“取”，据文义改。

② 所：原作“取”，据《灵枢·海论》改。

③ 满：原作“伤”，据《灵枢·海论》改。

④ 悗息面赤：原作“悦息而赤”，据《灵枢·海论》改。悗（mán 瞒）：烦闷。

四　失

经脉十二，络脉三百六十五，此皆人之所[①]明知，工之所循用也。所[①]以不十全者，精神不专，志意不理，外内相失，故[②]时疑殆。诊不知阴阳逆从之理，此治之一失也；受师不卒，妄作杂[③]术，谬言为道，更名自功[④]，妄用针药，后遗身咎，此治之二失也；不适贫富贵贱之居，坐[⑤]之厚薄，形之寒温，不适饮食之宜，不别人[⑥]之勇怯，不知此[⑦]类，足以自乱，不足以自明，此治之三失也；诊病不问其始忧虑，饮食之失节，起居之过度，或伤于毒，不先言此，卒持寸口，何病能中，妄言作名，为粗所[⑧]穷，此治之四失也。

五脏主病

五脏各有所[⑨]主，至其病证，莫不随所[⑩]主而见焉。面青多怒，胁下痛硬，咳逆目眩，肢节挛急，转筋溲难，脐

---

①⑧　所：原作"取"，据《素问·征四失论》改。
②　故：原作"过"，据《素问·征四失论》改。
③　杂：原作"难"，据《素问·征四失论》改。
④　功：原作"攻"，据《素问·征四失论》改。
⑤　坐：原作"生"，据《素问·征四失论》改。
⑥　人：此字后，原衍"事"字，据《素问·征四失论》删。
⑦　此：《素问·征四失论》作"比"。
⑨⑩　所：原作"取"，据《仁斋直指·五脏病证虚实论》改。

右[1]有动气者，肝家病也。面赤喜笑，舌破口干，躁烦掌热，心痛而哕[2]，膈[3]上有动气者，心家病也。面黄，善思、善噫、善嗜，中脘胀满，饮食不消，身体肿重，肢节酸疼，怠惰嗜卧，四肢不收，当膈[3]有动气者，脾家病也。面白善嚏，忧愁啼哭，喘嗽气逆，咽喉不利，洒淅恶寒，时作寒热，膈[3]右有动气者，肺家病也。面黑而恐，呵欠呻吟，齿痛骨痿，耳鸣精泄，足胫寒，腰脊痛，少腹急疼，瘕泄而里急后重，膈[3]下有动气者，肾家病也。肝受病则目不能视，心受病则舌不能举，脾受病则不能饮食，肺受病则鼻为不利，肾受病则耳不能听。经曰：脏病难治也。盖肝，恶风者，风则筋躁急也；心，恶热者，热则脉溃浊也；脾，恶湿者，湿则肉伤而痿肿也；肺，恶寒者，寒则气留滞也；肾，恶燥者，燥则精涸竭也。若乃忧愁思虑，易耗心神；恚怒气逆，易损肝气；纵欲强志，肾之戕；形寒饮冷，肺之害；饥饱劳役，脾之伤。至若怒则肝气乘矣，忧则心气乘矣，恐则脾气乘矣，悲则肺气乘矣，因而喜大虚则肾气乘矣。此五志发无常分，触遇则发，故今病气亦不次而生也。肝绝则舌卷囊缩，心绝则直视面黑，脾绝而脐突唇反，肺绝而毛焦气出，肾绝而腰折骨枯。此五脏之气绝，绝则死不复生矣。五脏已败，其命必

---

① 右：《仁斋直指·五脏病证虚实论》作“左”，当从。

② 哕（yè 叶）：干呕。

③ 膈：《仁斋直指·五脏病证虚实论》作“脐”。

夭，夭必死矣。

五脏虚实

心实之候，口干，喜笑，身热，汗出[①]，胁下、两臂、胆[②]、胁、膺、背间痛；肝实之候，目赤多怒，头眩耳聋，痛引手[③]两胁、小腹之下；脾实之候，肢体重着而不举，肉痿足不收，行善瘛，脚下痛，肠[④]胀尿秘而苦饥；肺实之候，喘促咳嗽，上气鼻张，肩背疼，胸中满，汗出，尻、阴、股、膝、髀[⑤]、腨、胻、足皆痛；肾实之候，腹胀胫[⑥]肿，喘咳身重，寝汗出，憎寒，少气不言，骨痛，飧泄，小便黄。此脏气有余，谓之实也。

心虚之候，则恍惚多惊，忧烦少气，咳唾舌强，胸满腹大，脚[⑦]下与腰背酸疼；肝虚之候，目䀮䀮无所见，耳聩聩无所闻，胸胁痛，筋拘挛，恐惧面青，如人将捕之；脾虚之候，吐逆泄利，饮食不消，腹胀肠鸣，四肢无力；肺虚之候，呼吸少气，不足以息，鼻涕嗌干，鼻中声鸣，喘乏咳血；肾虚之候，心悬如饥，胸痛引脊，腹大，小腹

① 出：《仁斋直指·五脏病证虚实论》作“血”。
② 胆：《仁斋直指·五脏病证虚实论》作“胛”，义胜。
③ 手：《仁斋直指·五脏病证虚实论》作“乎”，当从。
④ 肠：《仁斋直指·五脏病证虚实论》作“腹”，义胜。
⑤ 髀：原作“脾”，据《素问·藏气法时论》改。
⑥ 胫：《仁斋直指·五脏病证虚实论》作“体”。
⑦ 脚：《寿世保元·五脏六腑脉病虚实例》作“胁”，义胜。

痛涩，厥意不乐[①]，溲变，胁[②]冷，耳鸣。此脏不足，谓之虚也。

脉盛、皮热、腹胀、前后不通、闷瞀是五实，皆得汗解便利，则实者活。脉虚、皮寒、气少、前后泄利、饮食不进，此是五虚，若得糜粥入胃，泄止，则虚者生矣。

五脏脉气

春脉弦，来时厌厌聂聂，如循榆叶，曰平；益实而滑，如循长竿，曰病；急而劲，益强如新张弓弦，曰死。春脉微弦曰平，弦多胃气少曰病，但弦无胃气曰死。

夏脉钩，来时累累如环，如循琅玕，曰平；来而益数，如鸡举足，曰病；前曲后踞，如揉[③]带钩，曰死。夏脉微钩曰平，钩多胃气少曰病，但钩无胃气曰死。

秋脉毛，来时蔼蔼如车盖，按之益大，曰平；不上不下，如循鸡羽，曰病；按之消索，如风吹毛，曰死。秋脉微毛曰平，毛多胃气少曰病，但毛无胃气曰死。

冬脉石，来时上大下锐，濡滑如雀之啄，曰平；啄啄连属[④]，其中微曲，曰病；来如解索，去如弹石，曰死。冬脉微石曰平，石多胃气少曰病，但石无胃气

---

① 厥意不乐：《仁斋直指·五脏病证虚实论》作“厥逆”。
② 胁（miǎo 秒）：季肋下方夹脊两旁空软部分。
③ 揉：《难经·十五难》作“操”，当从。
④ 连属：连续。

曰死。

四者反者为病。然气来实强，是为太过，病在外；气来虚微，是为不及，病在内。

脾者，中[①]州，脉来和缓，其平和不可得见，衰乃见尔。来如雀之啄，如水之下漏，是脾之衰见也。胃者，水谷之海，主禀四时，故皆以胃气为本，是四时[②]之变病、死生之要会也。

假令得肝脉，其外证，面青善洁[③]，善怒；其内证，脐左有动气，按之牢若痛；其病四肢满闭，淋溲便难，转筋。有是者肝也，无是者非也。

假令得心脉，其外证，面赤，口干，喜笑；其内证，脐上有动气，按之牢若痛；其病烦心，心痛，掌中热而啘。有是者心也，无是者非也。

假令得脾脉，其外证，面黄，善噫，善思，善味；其内证，当脐有动气，按之牢若痛；其病腹胀满，食不消，体重节痛，怠惰嗜卧，四肢不收。有是者脾也，无是者非也。

假令得肺脉，其外证，面白，善嚏，悲[④]愁不乐，惨悽欲哭；其内证，脐右有动气，按之牢若痛；其病喘咳，洒淅寒热。有是者肺也，无是者非也。

---

① 中：原脱，据《难经·十五难》补。

② 时：原脱，据《难经·十五难》补。

③ 面青善洁：原作“面洁善青”，据《难经·十六难》改。

④ 悲：原脱，据《难经·十六难》补。

假令得肾脉，其外证，面黑，善恐，善欠；其内证，脐下有动气，按之牢若痛；其病逆气，少腹急痛，泄水[①]下重，足胫寒而逆。有是者肾也，无是者非也。

五脏生成

肝之合筋也，其荣爪也，其主肺也。心之合脉也，其荣色也，其主肾也。脾之合肉也，其荣唇也，其主肝也。肺之合皮[②]也，其荣毛也，其主心也。肾之合骨也，其荣发也，其主脾也。是故多食辛，则筋急而爪枯；多食咸，则脉凝泣而变色；多食酸，则肉胝腐[③]而唇揭；多食苦，则皮槁而毛拔；多食甘，则骨病[④]而发落，此五[⑤]味之所伤也。

生于[⑥]肝，如缟裹绀；生[⑦]于心，如缟裹朱；生于脾，如缟裹栝蒌实[⑧]；生于肺，如缟裹红；生于肾，如缟裹紫。此五脏所生之外荣也。

诸脉皆属于目，诸髓皆属于脑[⑨]，诸筋皆属于节，诸

---

① 水：《难经·十六难》作"如"。
② 皮：原作"脾"，据《素问·五脏生成》改。
③ 腐（zhù）：皱缩。
④ 病：《素问·五脏生成》作"痛"。
⑤ 五：原作"正"，据《素问·五脏生成》改。
⑥ 于：原脱，据《素问·五脏生成》补。
⑦ 生：原脱，据《素问·五脏生成》补。
⑧ 实：原作"食伤所"，据《素问·五脏生成》改。
⑨ 脑：原作"胸"，据《素问·五脏生成》改。

血皆属于心，诸气皆属于肺，此四肢八溪之朝夕也。故人卧归血于肝，目受血而能视，足受血而能步，掌受血而能握，指受血而能摄。汗[①]出而风吹之，血凝于肤而为痹，凝于脉为泣[②]，凝于足为痿[③]，此三者，血行而不得反其空故也。

五脏之象，可以类推；五脏因[④]音，可以意识；五色征[⑤]诊，可以目察。故察脉色，可以万全。

故肝应春，属东方，甲风乙木，其气温，其味酸，其音角，其数三，其藏魂，其窍目，其液泪，其脉弦，其臭臊，其志怒，其声呼，其主筋，其畜鸡，其谷麦，其变动为握，其色青如翠羽者生，如草兹[⑥]者死，为罢极之本，魂之居也，其华在爪，其充在筋，以生血气，为阳中之少阳也。心应夏，属南方，丙热丁火，其气热，其味苦，其音徵，其数二，其藏神，其窍音[⑦]，其液汗，其脉洪，其臭焦，其志喜，其声言[⑧]，其主血，其畜羊，其谷黍，其变动为忧，其色赤如鸡冠者生，如衃血者死，主生之本，

---

① 汗：《素问·五脏生成》作“卧”。

② 泣：原作“溺”，据《素问·五脏生成》改。

③ 痿：《素问·五脏生成》作“厥”。

④ 因：《素问·五脏生成》作“相”。

⑤ 征：《素问·五脏生成》作“微”。

⑥ 草兹：原作“草滋”，据《素问·五脏生成》改。草兹，即草荐，荐席。

⑦ 音：据医理，疑作“舌”。

⑧ 言：据医理，疑作“笑”。

神之居也，其华在面，其充在血脉，为阳中之太阳也。脾应长夏，属中央，戊湿己土，其气平，其味甘，其音宫，其数五，其藏意与智，其窍口，其液涎，其脉缓，其臭香，其志思，其声歌，其主肉，其畜牛，其谷稷，其变动为哕，其色黄如蟹腹[①]者生，如枳壳者死，为仓廪之本，营之居也，名曰器，能化糟粕，转味而出入者也，其华在唇四白，其充在肌，此至阴之类，通于土气也。肺应秋，属西方，庚燥辛金，其气燥，其味辛，其音商，其数四，其藏魄，其窍鼻，其液涕，其脉浮，其臭腥，其志忧，其声哭，其主皮毛，其畜马，其谷稻，其变动为咳，其色白如豕膏者生，如枯骨者死，主气之本，魄之处也，其华在毛，其充在皮，为阴中之太阴也。肾应冬，属北方，壬寒[②]癸水，其气寒，其味咸，其音羽，其数一，其藏志与精，其窍上通耳、下二阴，其液唾，其脉沉，其臭腐，其志恐，其声呻，其主骨髓，其畜彘，其谷粱[③]，其变动为栗，其色黑如乌羽者生，如炲煤者死，主蛰封藏之本，精之处也，其华在发，其充在骨，为阴中之少阴也。

五脏损益

五脏以五谷为养，五果为助，五畜为益，五菜为充，

---

① 腹：原作“股”，据《素问·五脏生成》改。
② 寒：原脱，据《东垣试效方·五方之正气味》补。
③ 粱：《素问·金匮真言论》作“豆”。

五味为喜。气味合而服之，以补精益气，勿使过焉，过则伤其正矣。是故阴之所生，本在五味，阴之五官[①]，伤在五味。

肝欲酸，过之则肝气以肆[②]，脾气乃绝。酸走筋，筋病人无多食酸。宜食甘，粳米、枣、牛肉、葵皆甘也。

心欲苦，过之则脾气不濡，胃气乃厚。咸[③]走血，血病人无多食咸[③]。宜食酸，小豆、犬肉、李、韭皆酸也。

脾欲甘，过之则心气喘满，色黑，肾气不足[④]。甘走肉，肉病人毋多食甘。宜食咸，大豆、豕肉、栗、芦[⑤]皆咸也。

肺欲辛，过之则筋脉沮弛，精神乃耗。辛走气，气病人无多食辛。宜食苦，二麦、羊肉、杏、薤皆苦也。

肾欲咸，过之则大骨气劳，短肌，心气抑。苦[⑥]走骨，骨病人无多食苦[⑥]。宜食辛，黄黍、鸡肉、桃、葱皆辛也。

---

① 官：《素问·生气通天论》作“宫”。

② 肆：《素问·生气通天论》作“津”。

③ 咸：《药性赋·总赋·五行五色五味走五脏主禁例》作“苦”，义胜。

④ 足：《素问·生气通天论》作“衡”。

⑤ 芦：《素问·藏气法时论》作“藿”。

⑥ 苦：《药性赋·总赋·五行五色五味走五脏主禁例》作“咸”，义胜。

五脏苦欲补泻

肝苦急，急食甘以缓之，甘草；欲散，急食辛以散之，川芎；以辛补之，细辛；以酸泻之，芍药。虚则陈皮、生姜之类补之。虚则补其母，水能生木，肾乃肝之母，以熟地黄、黄柏补之，如无他证，钱氏地黄丸主之。泻[①]则白芍、药泻之，如无他证，钱氏泻青丸主之。实则泻其子，心乃肝之子，以甘草泻心。

心苦缓，急食酸以收之，五味子；欲软，急食咸以软之，芒硝；以咸补之，泽泻；以甘泻之，甘草。虚以炒盐补之。虚则补其母，木能生火，肝乃心之母，以生姜补肝，如无他证，钱氏安神丸主之。实则甘草泻之，如无他证，钱氏方中重则泻心汤，轻则导赤散。

脾苦湿，急食苦以燥之，白术；欲缓，急食甘以缓之，甘草；以甘补之，人参；以苦泻之，黄连；虚则甘草、大枣之类补之。如无他证，钱氏益黄散主之。虚则补其母，心乃脾之母，以炒盐补心。实则以枳实泻之，如无他证，钱氏泻黄散泻之。肺乃脾之子，以桑白皮泻肺。

肺苦气上逆，急食苦以泻之，诃子皮一作中枯黄芩；欲收，急食酸以收之，白芍药；以辛泻之，桑白皮；以酸补

---

① 泻：《古今医统》卷九十四《本草集要（上）·药用气味所宜》作“实”，义胜。

之，五味子[①]。虚则补其母，脾乃肺之母，以甘草补脾，如无他证，钱氏阿胶散补之。实则桑白皮泻之，如无他证，泻白散泻之。肾乃肺之子，以泽泻泻肾。

肾苦燥，急食辛以润之，知母、黄柏；欲坚，急食苦以坚之，知母；以苦补之，黄柏；以咸泻之，泽泻。虚则熟地黄、黄柏补之。肾本无实，不可泻，钱氏止有补肾地黄丸，无泻肾之药。肺乃肾之母，以五味子补肺。

五脏气味补泻

肝、胆：味，辛补酸泻；气，温补凉泻。肝胆之经，前后寒热不问[②]，逆[③]顺互换，入求责法。

心、小肠：味，咸补甘泻；气，热补寒泻。三焦命门补泻同。

脾、胃：味，甘补苦泻；气，温凉寒热，补泻[④]各从其宜。逆从互换，入求责法。

肺、大肠：味，酸补辛泻；气，凉补温泻。

肾、膀胱：味，苦补咸泻；气，寒补热泻。

五脏相平

五脏交[⑤]相平也，一脏不平，所胜平之。如木欲实，

① 五味子：原脱，据《医学入门·本草总括》补。
② 问：《东垣试效方·用药升降浮沉补泻法》作“同”，义胜。
③ 逆：原作“进”，据《东垣试效方·用药升降浮沉补泻法》改。
④ 补泻：原脱，据《东垣试效方·用药升降浮沉补泻法》补。
⑤ 交：《东垣试效方·用药升降浮沉补泻法》作“更”。

金当平之之类是也。故云：安谷则昌，绝谷则亡，水去则荣散，谷消则卫亡，荣散卫亡，神无所居。仲景云：水入于经，其血乃成；谷入于胃，脉道乃行。故血不可不养，卫不可不温，气温血和[①]，荣卫将行，常有天命。

五脏别论

脑、髓、骨、脉、胆、女子胞，此六者，地之所生也，皆藏于阴而象于地，故藏而不泻，名曰奇恒之府。胃、大肠、小肠、三焦、膀胱，此五者，天之所生也，其气象天，故泻而不藏，此受五脏浊气，名曰传化之府，此不能久留输泻[②]者也。魄门亦为五脏使，水谷不得久藏。所谓五脏者，藏精气而不泻者也，故满而不能实。六腑者，传化物而不能藏，故实而不满也。所以然者，水谷入口，则胃实而肠虚；食下，则肠实而胃虚，故曰实而不能满，满而不能实也。气口何以独为五脏主？夫胃者，水谷之海，六腑之大源。五味入口，藏于胃以养五脏气。气口亦太阴也，是以五脏六腑之气味，皆出于胃，变见于气口。故五气入鼻，藏于心肺，心肺有病，而鼻为之不利也。凡治病，必察其目下所见可否也，调适其脉之盈虚，观量志意之邪正，及病深浅成败之宜，乃守法以治之也。

---

① 气温血和：《东垣试效方·用药升降浮沉补泻法》作“血温卫和”。
② 输泻：原脱，据诸本补。

五精所并

精气并于心则喜，并于肺则悲，并于肝则忧，并于脾则畏，并于肾则恐，是谓五并。虚而相并者也。如肺虚而心精并之，故喜。余脏仿此。

五 郁

夫五郁法者，经虽为病由五运之郁所致而立，然扩而充之，则未尝不可也。且凡病之所起也，多由于郁。郁者，滞而不通之义，或因所乘而为郁，或不因所乘而本气自郁，皆郁也，岂惟五运之变能使然哉。郁既非五运之变可拘，则达之、发之、夺之、泄之、折之之法，固可扩而充之矣。可扩而充，其应变不穷之理也欤！姑陈于下：

木郁达之。达者，通畅之也。若肝性急，怒气逆，胠胁[①]或胀，火时上炎，治以苦寒辛散而不愈者，则用升发之药，加以厥阴报使而从治之。又如久风入中为飧泄，及不因外风之入[②]而清气在下为飧泄，则以轻扬之剂举而散之。凡此之类，皆达之之法也。王氏谓吐之令其条达，为"木郁达之"。东垣谓食塞胸中，食为坤土，胸为金位，金主杀伐，与坤土俱在于上而旺于天，金能克木，故肝木生

① 胠（qū 区）胁：腋下至胁部。

② 及不因外风之入：原作"固不为外风之人"，据《溯洄集·五郁论》改。

发之气伏于地下，非木郁而何？吐去[1]上焦阴土之物，木得舒畅，则郁结去矣，此“木郁达之”也。窃意王氏以吐训达，此不能使人无疑者也。以为肺金盛而抑制肝木欤？则泻肺气举肝气可矣，不必吐也。以为脾胃浊气下流，而少阳清气不升欤？则益胃升阳可矣，不必吐也。虽然，木郁固有吐之之理，今以“吐”字总赅“达”字，则是凡木郁皆当用吐矣，其可乎哉？至于东垣所[2]谓食塞肺分，为金与土旺[3]于上而克木，又不能使人无疑者。夫金之克木，五行之常道，固不待夫物伤而后能也，且为物所伤，岂有反旺之理？若曰吐去其物以伸木气，乃是反为木[4]郁而施治，非为食伤而施治矣。夫因食塞胸中用吐，正《内经》所谓“其高者因而越之”之义耳，恐不劳引木郁之说汩[5]之也。

火郁发之。发者，汗之也，升举之也。如腠理外闭，邪热怫郁，则解表取汗以散之。又加[6]龙火郁甚于内，非苦寒降沉之剂可治，则用升浮之药，佐以甘温，顺其性而从治之，使势穷则止，如东垣升阳散火汤是也。凡此之类，皆发之之法也。

---

① 吐去：原作“土玄”，据《溯洄集·五郁论》改。
② 所：原作“取”，据《溯洄集·五郁论》改。
③ 旺：原作“在”，据《溯洄集·五郁论》改。
④ 木：原作“不”，据《溯洄集·五郁论》改。
⑤ 汩（gǔ谷）：乱也。
⑥ 加：据文义，疑作“如”。

土郁夺之。夺者，攻下也，劫[①]而衰之也。如邪热入胃，用咸寒之剂以攻去之。又如中满腹胀，湿热内甚，其又壮气实者，则攻下之。其或势盛而不能顿除者，则劫夺其势而使之衰。又如湿热为痢，非力轻之剂可治者，则或攻或劫以致其平而已。凡此之类，皆夺之之法也。

金郁泄之。泄者，渗泄而利小便也，疏通其气也。如肺金为肾水上原，金受火烁，其令不行，原郁而渗道闭矣，宜肃清金化，滋以利之。又如肺气膹满，胸凭仰息，非利肺气之剂不足以疏通之。凡此之类，皆泄之之法也。王氏谓渗泄、解表、利小便为"金郁泄之"。夫渗泄、利小便固为泄金郁矣，其[②]解表二字莫晓其意[③]，得非以人之皮毛属肺，其[②]受邪为金郁，而解表为泄之乎？窃谓[④]如此则凡筋病便是木郁，肉病便是土郁，解表二字未当于理，今删去。且解表间于渗泄、利小便之中，是渗泄、利小便为二治矣。若以渗泄为滋肺生水[⑤]，以利小便为直治膀胱，则直治膀胱既责不[⑥]在肺，何为金郁乎？是亦不通。故予易之曰渗泄而利小便也。

水郁折之。折者，制御也，伐而挫之也，渐[⑦]杀其势

---

① 劫：原作"却"，据《溯洄集·五郁论》改。
② 其：原作"无"，据《溯洄集·五郁论》改。
③ 意：原作"金"，据《溯洄集·五郁论》改。
④ 谓：原作"为"，据《溯洄集·五郁论》改。
⑤ 生水：原作"主求"，据《溯洄集·五郁论》改。
⑥ 不：原作"于"，据《溯洄集·五郁论》改。
⑦ 渐：原作"斩"，据《溯洄集·五郁论》改。

也。如肿胀之病，水气浮[①]溢而渗道以塞。夫水之所[②]不胜者，土也。今[③]土气衰弱不能制之，故反受其侮，治当实其土，资其运化，俾可以制水而不敢犯，则渗道达而后愈。或病势既旺，非上法所[②]能遽制，则用泄水之药以伐而挫之。或去菀陈莝，开鬼门，洁净府，三治备举，迭用以渐[④]平之。王氏所[②]谓抑之制其冲逆，正欲折挫其泛滥之势也。夫实土者，守也；泄水者，攻也；兼三治者，广略而决胜也。守也，攻也，广略也，虽俱为治水之法，然[⑤]不审病者之虚实、久近、浅深，杂焉而妄施治之，其不倾踣[⑥]者寡矣。

且夫五郁之病，固有法以治之矣，然邪气久客，正气必损，今[③]邪气虽去，正气岂能达乎[⑦]哉？苟不调正气，使各安其位，复其常于治郁之余，则尤未足以尽治法之妙，故曰调其气。苟调之，其气尤或过而未服，则当益其所不胜以制之。如木过者当益金，金能制木，则木斯服矣。所不胜者，所畏者也。故曰过者折之，以其畏也。夫制物者，物之所欲也；制于物[⑧]者，物之所不欲也。顺其欲则

① 浮：《溯洄集·五郁论》作“淫”，义胜。
② 所：原作“取”，据《溯洄集·五郁论》改。
③ 今：原作“金”，据《溯洄集·五郁论》改。
④ 渐：原作“潮”，据《溯洄集·五郁论》改。
⑤ 然：原作“能”，据《溯洄集·五郁论》改。
⑥ 倾踣（bó 伯）：跌倒。
⑦ 达乎：《溯洄集·五郁论》作“遽平”，义胜。
⑧ 物：原作“制”，据《溯洄集·五郁论》改。

喜，逆其欲则恶。今逆之以所恶，故曰所谓泻之。王氏以咸泻肾、酸泻肝之类为说，未尽厥旨。虽然，自调其气以下，盖经之本旨。故余推其意如此，若扩充为应变之用，则不必尽然也。

五脏正病

忧愁思虑则伤心，怒气逆上而不下则伤肝，饮食劳倦则伤脾，停[①]寒饮冷则伤肺，久坐湿地，强力入水，恣情纵欲，则伤肾，此是五脏所伤正病[②]也。

五邪为病

假令[③]，何以知中风？然，肝主色，谓肝受风邪，故其色当青[④]也。其病身热，胁下满痛，其脉浮大而弦。

何以知伤暑？然，心主臭[⑤]，故知心病伤暑，当恶臭也。其病身热而烦，心痛，其脉浮大而散。

何以知饮食劳倦？然，脾主味，虚，不欲食；实，为欲食。故知脾病饮食劳倦，当喜甘[⑥]也。其病身热，体重

---

① 停：《难经·四十九难》作“形”，义胜。

② 正病：《难经·四十九难》作“正经自病”，指本脏本经自身为病。

③ 假令：此二字后，《难经·四十九难》有“心病”二字，疑脱。

④ 肝受风邪……其色当青：《难经·四十九难》作“肝为心邪，故知当赤色”。

⑤ 臭（xiù 秀）：气味。

⑥ 脾病……当喜甘也：《难经·四十九难》作“脾邪入心，为喜苦味也”。

嗜卧，四肢不收，其脉浮大而缓。

何以知伤寒？然，肺主声，故知肺病伤寒，当哭[①]也。其病身热，洒洒恶寒，甚则喘咳，其脉浮大而涩。

何以知伤湿？然，肾主液，故知肾邪入心，为汗出不可止也。其病身热，小腹痛，足胫寒而逆，其脉沉濡而大。

且如心病，从后来者是中风，肝病，为虚邪；从前来者是饮食劳倦，脾病，为实邪；从所胜来者是伤寒，肺病，为微邪；从所不胜来者是伤湿，肾病，为贼邪；自病者[②]。

五绝病治

一曰自缢死，气已绝；二曰墙壁屋崩死[③]，气已绝；三曰溺水死，气已绝；四曰鬼魇死，气已绝；五曰产乳死，气已绝。并能救治。可用半夏为末，水丸令干，入鼻中则活。为末吹鼻，尤好。若卒死、冻死，心中温者，此治亦活。

---

① 肺病伤寒，当哭也：《难经·四十九难》作“肺邪入心，为谵言妄语也”。

② 自病者：据文义，此后疑脱文。《难经·五十难》云：“百病者为正邪。”又云：“假令心病……伤暑得之为正邪。”

③ 死：此字前，《医说·五绝病》有“压”字，疑脱。

五　劳

久视伤血，劳于心；久卧伤气，劳于肺；久坐伤肉，劳于脾；久立伤骨，劳于肾①；久行伤筋②，劳于肝。是谓五劳所伤。又有五劳极，见于虚劳类中③。

五病所发

阴病发于骨，阳病发于血，阴病发于肉，阳病发于冬，阴病发于夏，是谓五发，各随其宜也。

五邪所乱

邪入于阳则狂，邪入于阴则痹，抟④阳则为颠疾，抟⑤阴则为喑病，阳入之阴则静，阴入⑥之阳则怒，是谓五乱。

五邪所见

春得秋脉，夏得冬脉，长夏得春脉，秋得夏脉，冬得长夏脉，是谓五邪，皆曰命死不治。

---

① 肾：原作“筋”，据《素问·宣明五气》改。

② 筋：原作“肋”，据《素问·宣明五气》改。

③ 又有五劳极，见于虚劳类中：下文并无“五劳极”“虚劳类”，本句为衍文。

④ 抟：原脱，据《素问·宣明五气》补。

⑤ 抟：原作“传”，据诸本改。

⑥ 入：《素问·宣明五气》作“出”，义胜。

五行相克

木得金而伐，火得水而灭，土得木而达[①]，金得火而缺，水得土而绝。言物类虽不可竭尽而数，要之，皆如五行之气，而有胜负之性分耳。

五 法

一曰治神。盖魂、魄、神、意、志，以为神主，知此五者，以为摄养，可得长生也。二曰知养身。盖"身"当作"形"。男女饮食，节之以限，风寒暑湿，摄之以时，有异单豹[②]外凋[③]之害，即内养形也。实慈恕以爱人，和尘劳而不迹，有殊张毅高门之伤，即外养形也。内外之养周备，则不期生而久生，无期寿而长寿，此则针[④]布养形之极也。三曰知毒药为贞[⑤]。盖毒药攻邪，顺宜而用，正贞[⑥]之道，其在兹乎！四曰制砭石小大。盖砭石用小大之形，与病相当也。五曰知脏腑血气之诊。此论六经血气多

① 达：原作"伏"，据清抄影印本、《素问·宝命全形论》改。

② 单豹：与下文"张毅"，均典出《庄子·外篇》卷五《达生》："鲁有单豹者，岩居而水饮，不与民共利，行年七十而犹有婴儿之色，不幸遇饿虎，饿虎杀而食之。有张毅者，高门悬薄，无不走也，行年四十而有内热之病以死。豹养其内而虎食其外，毅养其外而病攻其内。"

③ 凋：原作"调"，据《素问·宝命全形论》林亿《新校正》改。

④ 针：原作"咸"，据《素问·宝命全形论》林亿《新校正》改。

⑤ 贞：《素问·宝命全形论》作"真"。

⑥ 贞：《素问·宝命全形论》王冰注作"真"。

少，闻见于后。但刺，多则出，少则恶①也。精知多少，补泻万全。

五　过

凡未诊病者，必问尝贵后贱，虽不中邪，病从内生，名曰脱营。尝富后贫，名曰失精。五气留连，病有所并。医工诊之，不在②脏腑，不变躯形，诊之而疑，不知病名，身体日减，气虚无精，病深无③气，洒然时惊。病深者，以其外耗于卫，内夺于荣。良工所失，不知病情，此亦治之一过也。凡欲诊病者，必问饮食居处，暴乐暴苦，始乐后苦④，皆伤精气，精气竭绝，形体毁沮。暴怒伤阴，暴喜伤阳，厥气上行，满脉去形。愚医治之，不知补泻，不知病情，精华日脱，邪气乃并，此治之二过也。善为脉者，必以比类奇恒，从容知之。为工而不知，道此诊之不足贵，此治之三过也⑤。诊有三常，必问贵贱，封君败伤，及欲侯王。故贵势脱，虽不中邪，精神内伤，身必败亡。

① 多则出，少则恶：指根据六经血气多少进行针刺补泻，多则泻，少则不宜泻。

② 在：原作"审"，据《素问·疏五过论》改。

③ 无：此字后，原衍"力"字，据《素问·疏五过论》删。

④ 始乐后苦：此4字原脱，据《素问·疏五过论》补。

⑤ 善为脉者……此治之三过也：此32字原脱，据《素问·疏五过论》补。

始富后贫[①]，虽不伤邪，皮焦筋屈，痿躄[②]为挛。医不能发[③]，不能动神，外为柔弱，乱至失[④]常，病不能移，则医事不行，此治之四过也。凡诊者，必知终始，有知余绪，切脉[⑤]问名，当合男女。离绝菀结，忧恐喜怒，五脏空虚，血气离守，工不能知，何术之语。尝富大伤，斩筋绝脉，身体复行，令泽不息，故伤败结，留薄归阳，脓积寒炅[⑥]。粗工治之，亟刺阴阳，身体解散，四肢转筋，死日有期。医不能明，不问所发，唯言死日，亦为粗工，此治之五过也。凡此五者，皆受术不通，人事不明也。

六经气血多少

太阳经，常多血少气。少阳经，常少血多气。阳明经，常多气多血。少阴经，常少血多气。厥阴经，常多血少气。太阴经，常少血多气。此天理之常数也。

六不治

骄恣不论于理，一不治；轻身重财，二不治；衣食不能适，三不治；阴阳并脏气不定，四不治；形羸不能服

---

① 贫：原作"贱"，据《素问·疏五过论》改。
② 躄：原作"癖"，据《素问·疏五过论》改。
③ 发：《素问·疏五过论》作"严"。
④ 失：原作"大"，据《素问·疏五过论》改。
⑤ 则医事不行……切脉：此24字原脱，据《素问·疏五过论》补。
⑥ 炅（jiǒng 窘）：热。

药，五不治；信巫不信医，六不治。有一于此，则难治也。

六　腑

小肠者，心之腑；胆者，肝之腑；胃者，脾之腑；大肠者，肺之腑；膀胱者，肾之腑。脏惟有五，腑独有六者，谓三焦也。三焦者，为原气之别焉，主持诸气，位著而形隐[①]，其经属手少阳，此外腑也。脏亦有六，谓肾有两脏也，其左为肾，右为命门。命门者，精神之所舍，男子以藏精，女子以系胞，其气与肾通，故言脏亦有六。凡病感于六腑者，则易治之。

七情药性

夫药之七情，有单行者，有相须者，有相使者，有相畏者，有相恶者，有相反者，有相杀者。凡此七情和合之时，用意审视，当用相须、相使者，忌相恶、相反者。若有毒宜制，可用相畏、相杀者，不尔[②]勿合用也。故诸品之药，有阴阳配合、子母兄弟、根茎花实、草石骨肉[③]之用。古者日月长远，药在土中自养经久，气味真实，百姓少欲，禀气中和，感病轻微，用亦详审，易为医疗。今则

---

① 位著而形隐：《难经·三十八难》作“有名而无形”。

② 不尔：原脱，据《千金方》卷一《用药》补。

③ 肉：原脱，据《千金方》卷一《用药》补。

日月短促，药在土中不容久养，采取失法，人亦巧诈，感病厚重，况又用之失审，故难医疗。但知诊脉取方，不委[①]采药时节、出处土地、新陈虚实之宜，亦废审度七情，故无全效，实由于此。

七冲门

唇为飞门，齿为户门，会厌为吸门，胃为贲门，太仓下口为幽门，大肠小肠会[②]为阑门，下极为魄门，此为七冲门也。

七　诊

七诊之法：一，静其心；二，忘外虑；三，均呼吸；四，轻指于皮肤间，探其腑脉；五，微重指于肌肉间，取其胃脉；六，沉指于骨上，取其脏脉；七，察病人气[③]数之来也。

又法：独大者病，独小者病，独疾者病，独迟者病，独热者病，独寒者病，独陷下者病。凡相失之候[④]，诊有七者，此之谓。参互[⑤]不调，随其独异，以言其病尔。

七表脉状

浮脉者，按之不足，举之有余。芤脉者，中央空虚两

---

① 不委：不知。

② 会：原脱，据《难经·四十四难》补。

③ 气：《太素脉诀·明七诊法》作“息”。

④ 候：原作“该”，据《素问·三部九候论》王冰注改。

⑤ 互：《素问·三部九候论》王冰注作“伍”，义胜。

边实，如葱管。滑脉者，来往流利以数，如珠状。实脉者，大而长，浮沉皆得。弦脉者，举之有余，按之如筝弦。紧脉者，按之实数，似切绳状。洪脉者，极大，指下举按皆满。

八里脉状

微脉者，若有若无。沉脉者，按之似有，举之全无。缓脉者，往来时[①]缓，少于迟脉。涩脉者，寻之似有，举之若无，前虚后实，如轻刀刮竹。迟脉者，呼吸三至，往来极迟。伏脉者，重按着骨乃得。濡脉者，软而细散，如按水帛。弱脉者，形似烂绵，按之欲绝，轻手乃得，重手全无。

奇经八脉

凡此[②]八脉，不拘于经，故曰奇经。经有十二，络有十五，相随上下，何独不拘于经？然，圣人图设沟渠，通利水道，以备不然。天雨下降，沟渠满溢，当此[②]之时，雱霈妄行，圣人不能复图也，此[②]络脉满溢，诸经不能复拘也。然，督脉起于下极之腧，并于脊里，上至风府，入属于脑。任脉者，起于中极之下，以上毛际，循腹里，上

① 时：《脉诀·八里》作“迟”，义胜。
② 此：原作“屯”，据《难经·二十七难》改。

关元，至咽喉。冲脉者，起于气冲，并于少阴[①]之经，夹脐上行，至胸中而散。带脉者，起于季胁，围身一周。阳跻脉者，起于跟中，循外踝，上行于风池。阴跻脉者，亦起于跟中，循内踝上行，至咽喉，交贯冲脉。阳维阴维者，维络于身，蓄溢不能环流溉灌诸经者也。故阳维起于诸阳之会，阴维起于诸阴之交。

比于圣人图设沟渠，沟渠满溢，流于深湖，故圣人不能拘通也。人脉隆盛，入于八脉而不环周，故十二经亦不能拘之。其受邪气，畜[②]则肿热，砭射之也。

然，阳维维于阳，阴维维于阴，阴阳不能相维，则怅[③]然失志，溶溶不能自收持。阴跻为病，阳缓而阴急；阳跻为病，阴缓而阳急。冲脉为病，逆气里急。督脉为病，脊强而厥。任脉为病，其内苦结，男子七疝，女子瘕聚。带脉为病，腹满，腰滞[④]，溶溶若坐水中。阳维为病，苦寒热；阴维为病，苦心疼。此奇经八脉之为病也。

八风

从东方来，名婴儿风，其伤人也，外在于筋，内舍肝也。从东南方来，名曰弱风，其伤人也，外在肌肉，内舍

---

① 于少阴：《难经·二十八难》作“足阳明”，《素问·音空论》作“少阴”。

② 畜：通“蓄”。

③ 怅：原作“恨”，据《难经·二十九难》改。

④ 滞：《难经·二十九难》无此字。

于胃。从南方来，名曰大弱风，其伤人也，外在于脉，内舍于心。从西南方来，名曰谋风，其伤人也，外在于肉[①]，内舍于脾。从西方来，名曰刚风，其伤人也，外在于皮，内伤于肺。从西北方来，名曰折风，其伤人也，外在手太阳之脉，内舍于小肠。从北方来，名曰大刚风，其伤人也，外在于骨，内舍于肾。从东北方来，名曰凶风，其伤人也，外在腋肋，内舍于大肠也。

八　会

腑会太仓，脏会季胁，筋会阳陵泉，髓会绝骨，血会膈俞，骨会大杼，脉会太渊，气会上[②]焦外一筋循[③]两乳内。热病在内，取其会[④]之气穴也。

九道脉状

长脉属阳，按之如持长竿，过于本位。短脉属阴，指下寻之，不及本位。虚脉属阴，指下寻之不足，举之亦然。促脉属阳，指下寻之极数，并居寸口，渐加即死，渐退即生。结脉属阴，指下寻之，或来或去，聚而即[⑤]还。

---

① 肉：《灵枢·九宫八风》作“肌”。
② 上：《难经·四十五难》作“三”。
③ 循：《难经·四十五难》作“直”。
④ 会：原作“穴”，据《难经·四十五难》改。
⑤ 即：《脉诀·九道》作“却”。

代脉属阴，指下动而复起，再再①不能自还。牢脉属阴，指下寻之即有②，按之即无③。动脉属阳④，指下寻之似有，举之全无，再再寻之，不离其处，不往不来。细脉属阴，指下寻之，细细如线，来往极微。

九　候

一者天，二者地，三者人，因而三之，三三成九，以应九野。邑⑤外为郊，郊外为甸，甸外为牧，牧外为林，林外为坰⑥，坰外为野，言其远也。九野为九藏。上部天，两额之动脉，在额两旁足少阳脉，以候头角之气；上部人，耳前之动脉，以候耳目之气；上部地，两颊之动脉，在鼻孔中⑦两旁足阳明，以候口齿之气。中部天，手太阴肺脉，在掌后寸口中，以候肺；中部人，手少阴心脉，在掌后锐骨之端，神门之分，以候心；中部地，手阳明大肠脉，在手大指、次指歧骨间，合谷⑧之分，以候胸中之气。下部天，足厥阴肝脉，在毛际外，行间⑨下一寸半，女子

① 再再：《脉诀·九道》作“冉冉”。

② 有：《脉诀·九道》作“无”，当从。

③ 无：《脉诀·九道》作“有”，当从。

④ 阳：《脉诀·九道》作“阴”。

⑤ 邑：原作“色”，据《素问·三部九候论》王冰引《尔雅》之文改。

⑥ 坰（jiōng 扃）：离城远的郊野。

⑦ 中：《素问·三部九候论》王冰注作“下”。

⑧ 谷：原作“骨”，据《素问·三部九候论》王冰注改。

⑨ 行间：清抄影印本作“趺阳”，《素问·三部九候论》王冰注作“羊矢”。

在太冲，足大指本节后，以候肝；下部人，足太阴脾脉，在鱼腹上越[①]筋间，值五里下[②]，箕门之分，以候脾胃之气；下部地，足少阴肾脉，在足内踝后，跟骨上陷中，以候肾气。

九　藏

神藏者，肝藏魂，心藏神，脾藏意与智，肺藏魄，肾藏精与志，以其皆神气居之，故云神藏五也。形藏者，一头角，二耳目，三口齿，四胸中也。所谓形藏者，皆如器外张[③]，虚而不屈，合[④]藏于物，故云形藏四也。合之为九，而为九藏也。

九　针

虚实之要，九针最妙者，为其各有所宜也。热[⑤]在头身，宜镵针。肉分气满，宜员针。脉气虚少，宜鍉针。泻热出血，发泄痼病，宜锋针。破痈肿，出脓血，宜铍针。调阴阳，去暴痹，宜员利针。治经络中痛痹，宜毫针。痹深居骨解、腰[⑥]脊、节腠之间者，宜长针。虚风舍于骨解

---

① 越：《素问·三部九候论》王冰注作"趋"。
② 下：原脱，据《素问·三部九候论》王冰注补。
③ 张：原作"皆"，据《素问·三部九候论》王冰注改。
④ 合：《素问·三部九候论》王冰注作"含"。
⑤ 热：原作"然"，据《素问·针解》王冰注改。
⑥ 腰：原作"肿"，据《素问·针解》王冰注改。

皮肤之间，宜大针。此之谓各有所宜也。其形状在《济生拔萃方》中。

九　虫

一曰伏虫，长四分，为群虫之长。二曰白虫，长一[1]寸，相生至多，其母最长[2]，则杀人。三曰肉虫，状如烂杏，令人烦满恶心[3]。四曰肺虫，其状如蚕，令人咳嗽。五曰胃虫，状如虾蟆，令人吐逆呕哕。六曰弱虫，状如瓜瓣，令人多唾。七曰赤虫，状如生肉，令人肠鸣。八曰蛲虫，至微细，状如菜虫，居洞肠间，多则为痔漏、痈疽、诸疮，无所不为。九曰蛕虫，长一尺，贯心则杀人。又有尸虫，与人俱生，状如马尾，或如薄筋，依脾而居，长三寸许，大害于人。然诸虫多因脏气虚弱[4]劳热而生。有血鳖虫，亦因胃虚，食物消化不尽，瘀积而生，食人心腹，疼甚恶心，口吐清水，面黄体瘦，好吃泥灰、生米、茶、盐、姜、椒等物，用杀虫药饵治之。其虫自初一日至初五日头向上，服之最验。惟有肺虫居肺叶间，蚀肺系，故成劳瘵，咯血声嘶，及尸虫通神，药所不到，治之为难。又有应声虫，每语，喉中如有物作声相应者，有人教诵本

---

① 一：原作“寸”，据清抄影印本改。

② 最长：《三因方·九虫例》作“长至四五丈”。

③ 恶心：《三因方·九虫例》无此二字。

④ 脏气虚弱：《三因方·九虫例》作“脏虚寒”。

草，至雷丸则无声，乃顿服数枚而愈，后人俱以是法治效[①]。

九　窍[②]

夫五藏者，上下开于九窍也。故阳窍七，在上；阴窍二，在下。以鼻为肺之闾阖[③]，吸引五气，内藏和平，香臭必辨。目为肝之窍，脏气充实，精明全备，目举而黑白分。口为脾之候，脾气和而忻知谷味。舌者，心之应，神宇泰定，食入于口，五味皆知。肾气上通于耳，下贯二阴。元气内充，上而五音必辨，下则传送安调。其五脏各得其平者然也。倘失其和，则气壅而九窍不通矣。若六腑之气涩滞不流，荣血壅聚，发为痈疽也。

九气为病[④]

怒则气上，喜则气缓，悲则气消，恐则气下，寒则气收，热则气泄，惊则气乱，劳则气耗，思则气结。九气不同，何病之生也？怒则气逆，甚则呕血及飧泄，故气上矣。喜则气和志达[⑤]，荣卫通泰[⑥]，故气缓矣。悲则心系

---

① 心口吐清水……后人俱以是法治效：此121字原阙，据清抄影印本补。

② 九窍：此节159字原阙，据清抄影印本补。

③ 闾阖：正门。

④ 九气为病：此节206字原阙，据清抄影印本补。

⑤ 气和志达：原作“志和气达”，据《素问·举痛论》改。

⑥ 泰：《素问·举痛论》作“利”。

急，肺布叶举，而上焦不通，荣卫不散，热气在中，故气消矣。恐则精却，却则上焦闭，闭则气还，还则下焦胀，故气下矣。寒则腠理闭，气不行，故气收矣。热则腠理开，荣卫通，汗大泄[①]，故气泄矣。惊则心无所倚，神无所归，虑无所定，故气乱矣。劳则喘息，自汗出，外内皆越，而气耗矣。思则心有所存，神有所归，正气留而不行，故气结矣[②]。

① 汗大泄：原作"肝火泄"，据《素问·举痛论》改。

② 正气留而不行故气结矣：此10字原脱，据《素问·举痛论》补。

卷　下

十　变

一脉为十变者何？五邪刚柔相逢之义也。假令心脉急甚，肝邪干心；心脉微急者，胆邪干小肠也；心脉大甚者，心邪自干心；心脉微大者，小肠邪自干小肠；心脉缓甚者，脾邪干心；心脉微缓者，胃邪干小肠；心脉涩甚者，肺邪干心；心脉微涩者，大肠邪干小肠；心脉沉甚者，肾邪干心；心脉微沉者，膀胱邪干小肠。五脏各有刚柔邪，故令①一脉辄变为十也。

十法治病

下则疏豁闭塞，补则益助虚乏，灸则起阴通阳，针则行荣引卫，导引则可以逐客邪于关节，按摩则可以驱浮淫于肌肉，蒸熨则辟阴，澡洗则宣阳，悦豫则爽神，和缓则安气。

十二经络

手少阴心经络之脉，起于心中，出属心系，下膈，络

① 令：原作“今”，据《难经·十难》改。

小肠。其支者，从心系上夹咽，系目系。其直者，复从心系却上肺，出腋下，下循臑内后廉，行太阴、心主[①]之后，下肘内廉，循臂内后廉，抵掌后锐骨之端，入掌内后廉，循小指之内，出其端。

手太阳小肠经络之脉，起于小指之端，循手外侧，上腕骨，出髁中，直上循臂骨下廉，出肘内侧两骨[②]之间，上循臑外后廉，出肩解，绕肩胛，交肩上，入缺盆，络心，循咽，下膈，抵胃，属小肠。其支别者，从缺盆循颈上颊，至目锐眦，却入耳中。其支者，别颊上𩑪[③]，抵鼻，至目内眦，斜络于颧。

足厥阴肝经之脉，起于大趾聚[④]毛之际[⑤]，上循足跗上廉，去内踝一寸，上踝八寸，交出太阴之后，上腘内廉，循股入阴中[⑥]，环[⑦]阴器，抵小腹，夹胃，属肝，络胆，上贯膈，布[⑧]胁肋，循喉咙之后，上入颃颡，连目系，上出额，与督[⑨]脉会于颠。其支者，从目系下颊里，环唇内。其支者，复从肝别贯膈，上注肺中。

---

① 心主：手厥阴心包经。

② 骨：《灵枢·经脉》作“筋”。

③ 𩑪（zhuō 捉）：颧骨。

④ 聚：通“藂”。藂（cóng 从），“丛”的俗字，丛生貌。

⑤ 际：原脱，据《灵枢·经脉》补。

⑥ 循股入阴中：《灵枢·经脉》作“循股阴入毛中”。

⑦ 环：《灵枢·经脉》作“过”。

⑧ 布：原作“中”，据诸本改。

⑨ 督：原作“肾”，据《灵枢·经脉》改。

足少阳胆经之脉，起于目锐眦，上抵头角，下耳[①]后，循颈行手少阳之前，至肩上[②]，却交出手少阳之后，入缺盆；其支者，别从耳后入耳中，出走耳前，至目锐眦后；其支者，别目锐眦，下大迎合手少阳，抵于䪼，交颊车，下颈，合缺盆，下胸中，贯膈，络肝，属胆，循胁里，出气街，绕毛际，横入髀厌中。其直者，从缺盆下腋，循胸，过季胁，下合髀厌中，以下循髀阳，出膝外廉，下外辅骨之前，直下抵绝骨之端，下出外踝之前，循足跗上，入小趾次趾之间。其支者，从[③]跗上，入大趾，循歧骨内，出其端，还入[④]爪甲，出三毛。

足太阴脾经络之脉，起于大趾之端，循趾内侧白肉际，过核骨后，上内踝前廉，上腨内，循胻[⑤]骨后，交出厥阴之前，上循膝股内前廉，入腹，属脾，络胃，上膈，夹喉，连舌本，散舌下。其支者，别从胃上膈[⑥]，注心中。

足阳明胃经络之脉，起于鼻交頞中，下循鼻外[⑦]，入上齿中，还出夹口环唇，下交承浆，却循颐后下廉，出大

① 耳：原作“再”，据《灵枢·经脉》改。

② 上：原作“下”，据《灵枢·经脉》改。

③ 从：《灵枢·经脉》作“别”。

④ 入：《灵枢·经脉》作“贯”。

⑤ 胻（héng横）：《灵枢·经脉》作“胫”。《广雅·释亲》：“胻，胫也。”

⑥ 其支者，别从胃上膈：清抄影印本、《灵枢·经脉》均作“其支别者，复从胃别上膈”。

⑦ 下循鼻外：此4字前，《灵枢·经脉》有“旁纳太阳之脉”6字。

迎，循颊车，上耳前过客主人，循发际，至额颅。其支者，别从大迎前下人迎，循喉咙，入缺盆，下膈，属胃，络脾。其直行者，从缺盆下乳内廉，下夹脐，入气街中。其支者，起胃下口[1]，循腹里，下至气街中而合以下髀关，抵伏兔，下膝髌中，下循胻外廉，下足跗，入中趾内间。其支者，下膝下[2]三寸而别，以下入中趾外间。其支者，别胻[3]上，入大趾间，出其端。

手太阴肺经络之脉，起于中焦，下络大肠，还循胃口，上膈属肺，从肺系横出腋下，下循臑内，行少阴、心主之前，下肘中，循臂内上骨下廉，入寸口，上鱼，循鱼际，出大指之端。其支者，别从腕后直出次指内廉，出其端。

手阳明大肠经络之脉，起于大指次指之端，循指上廉，出合谷两骨之间，上入两筋之中，循臂上廉，入肘外廉，循臑内前廉[4]，上肩，出髃骨之前廉，上出柱[5]骨之会上，下入缺盆，络肺，下膈，属大肠。其支者，从缺盆上颈，贯颊，下入齿缝中，还出夹口，交人中，左之右，右之左，上夹鼻孔。

足少阴肾经络之脉，起于小趾之下，斜趋足心，出然

① 起胃下口：《灵枢·经脉》作“起于胃口”。
② 膝下：《灵枢·经脉》作“廉”。
③ 胻：《灵枢·经脉》作“跗”。
④ 循臑内前廉：《灵枢·经脉》作“上臑外前廉”。
⑤ 柱：原作“拄”，据诸本改。

谷之下，循内踝之后，别入跟中，上腨内，出腘内廉，上股内后廉，贯脊，属肾，络膀胱。其直者，从肾上贯肝膈，入肺中，循喉咙，夹舌本。其支者，从肺出络心，注胸中。

足太阳膀胱经络之脉，起于目内眦，上额，交颠上；其支者，别从颠至耳上角；其直行者，从颠入络脑，还出别下项，循肩髆内，夹脊，抵腰中，入循膂，络肾，属膀胱。其支者，别从腰中下会于后阴[①]，下脊贯臀，入腘中。其支者，别从髆内左右，别下贯胛[②]，夹脊内，过承扶[③]，循髀外后廉，下合腘中，以下贯腨内，出外踝之后，循京骨，至小趾外侧端。

手厥阴心包络之脉，起于胸中，出属心包，下膈，历络三焦。其支者，循胸出胁，下腋三寸，抵腋，下循臑内，行太阴少阴之间，入肘内，下臂，行两筋之间，入掌中，循中指出其端。其支者，从掌[④]循小指次指出其端。

手少阳三焦经络之脉，起于小指次指之端，上出次指外间，循手腕，行臂外两骨之间，上贯肘，循臑外，上肩，交出足少阳之后，入缺盆，布膻中，散络心包，下

---

① 下会于后阴：《灵枢·经脉》无此6字。

② 胛：原作“髀”，据《灵枢·经脉》改。

③ 承扶：清抄影印本作“髀拒”，《灵枢·经脉》作“髀枢”。

④ 从掌：《灵枢·经脉》作“别掌中”。

膈，循属三焦。其支者，从膻中上出缺盆，上行夹耳后[1]直上，出耳上角，复屈下颊至颇。其支者，从耳后入耳中，出走耳前，过客主人前，交颊，至目锐眦。

十二经见证

足太阳膀胱经见证

头苦痛，目似脱，头两边痛，泪出，腰背痛[2]，下肿，便脓血，肌肉酸[3]，项似拔，小腹胀痛，按之欲小便不得。

足阳明胃经见证

恶人与火，闻木声则惊，狂，登屋[4]而歌，弃衣而走，颜黑，不能言，唇胗[5]，呕，呵欠，消谷善饮，颈肿，胸旁过乳痛，口㖞，膺、乳、气街[6]、股、伏兔、胻外廉、足跗皆痛，腹大水肿，奔响腹胀，跗内廉痛[7]，髀不可转，

---

① 上行夹耳后：《灵枢·经脉》作“上项系耳后”。

② 腰背痛：清抄影印本作“膀皮出”，《丹溪心法·十二经见证》作“脐反出”。

③ 酸：清抄影印本、《丹溪心法·十二经见证》均作“痿”。

④ 登屋：清抄影印本、《丹溪心法·十二经见证》均作“上登”，《灵枢·经脉》作“上高”。

⑤ 胗（zhěn 诊）：原作“脗”，据《丹溪心法·十二经见证》改。胗，唇疡也。

⑥ 气街：原作“冲”，据《灵枢·经脉》《丹溪心法·十二经见证》改。

⑦ 痛：清抄影印本作“肘痛”，《丹溪心法·十二经见证》作“胕痛”。

腘[1]似结，腨似裂，膝髌肿痛，遗溺失气[2]，善伸数欠，癫疾，烦逆[3]，心欲动，则闭户独处，惊，身前热，身后寒栗。

足少阳胆经见证

口苦，马刀挟瘿，足外热，寝寒憎风，体无膏泽，胸中、胁肋、髀、膝外至胻、绝骨、外踝前诸节痛，善太息。

手太阳小肠经见证

面白，耳前热，苦寒，颏[4]颔肿不可转，腰似折，肩、臑、肘、臂外后廉肿痛，臑臂内前廉痛。

手阳明大肠经见证

手大指次指难用，耳聋煇煇焞焞[5]，耳鸣嘈嘈，耳后、肩、臑、肘、臂外皆痛，气满皮肤间壳壳然，坚而不痛。

手少阳三焦经见证

耳鸣，耳聋，喉痹，嗌肿，臑臂外廉肿痛[6]。

---

① 腘：原作“咽”，据《丹溪心法·十二经见证》改。

② 失气：气体从肛门漏泄。亦作“矢气”。

③ 烦逆：清抄影印本作“退浸”，《丹溪心法·十二经见证》作“湿淫”。

④ 颏：《丹溪心法·十二经见证》作“颈”。

⑤ 煇煇焞焞（húnhúntūntūn 浑浑吞吞）：《灵枢·经脉》作“浑浑焞焞”。耳聋状。

⑥ 手少阳三焦经见证……臑臂外廉肿痛：此22字，诸本均无。

足太阴脾经见证

五泄注下五色，大小便不通，面黄，舌本强痛，口甘，食即吐，食不下咽，怠惰嗜卧，抢心，善饥善味，不嗜食，不化食，尻、阴、股、膝、臑[①]、胻、足皆痛，烦闷，心下急痛，有动痛，按之若牢，痛当脐，心下苦痞，腹胀肠鸣，飧泄不化，足不收，行善瘛，脚下痛，九窍不通，溏泄，水下余出后气[②]则快然，饮发中满，食减善噫，形醉，皮肤润而短气，肉痛，身体不能动摇，足胻肿若[③]水。

足少阴肾经见证

面如漆，眇[④]中清，面黑如炭，咳唾多血，渴，膈[⑤]左、胁下、背肩、髀间痛，大便难，胸中满，大小腹痛，饥不欲食，心悬如饥，腹大胫[⑥]肿，咳嗽，脊臂[⑦]股酸[⑧]痛，足痿厥，脊中痛，脊股内后廉痛，腰冷如水[⑨]及肿，脐下气逆，小腹急痛，泄，下肿，足胻寒而逆，肠澼，阴

---

① 臑：据文义，疑作“腨”。

② 水下余出后气：《丹溪心法·十二经见证》作“水下后出余气”，义胜。

③ 若：原作“苦”，据清抄影印本、《丹溪心法·十二经见证》改。

④ 眇（miǎo 秒）：小目。原作“眇”，据清抄影印本、《丹溪心法·十二经见证》改。

⑤ 膈：《丹溪心法·十二经见证》作“脐”。

⑥ 胫：《丹溪心法·十二经见证》作“颈”。

⑦ 臂：《丹溪心法·十二经见证》作“臀”，义胜。

⑧ 酸：《丹溪心法·十二经见证》作“后”。

⑨ 水：《丹溪心法·十二经见证》作“冰”。

下湿，四肢正黑，手指清厥，足下热，嗜卧，坐而欲起，冻疮，下痢，善思，善恐，四肢不举。

足厥阴肝经见证

头痛，脱色善洁，耳无闻，颊肿，肝逆颊肿，面青，目赤肿痛，两胁下痛卧[①]小腹，胸痛，背下侧[②]两胁肿痛，妇人小腹痛[③]，腰痛不可俛仰，四肢满闷，挺长热，呕逆，血晕[④]肿睾疝，足逆寒，胻善瘛，节时肿，遗沥，淋溲，便难，眩冒，癃，狐疝，洞泄，大人㿗疝，转筋，阴缩，两筋挛，善恐，胸中喘，骂詈，血在胁下，喘。

手太阴肺经见证

善嚏，缺盆中痛，脐上、肩痛，肩背痛，脐右、小腹胀引腹痛，小便数，溏泄，皮肤痛及麻木，喘，少气，颊上气见，交两手而瞀，悲愁欲哭，洒淅寒热。

手少阴心经见证

消渴，两肾内痛，后廉、腰背痛，浸淫，善笑，善惊[⑤]，善忘，上咳吐，下气泄，眩仆，身热而腹痛，悲。

手厥阴心包络经见证

笑不休，手心热，心中大热，面黄目赤，心中动。

---

① 卧：《丹溪心法·十二经见证》作“引”，义胜。

② 侧：《丹溪心法·十二经见证》作“则”，义胜。

③ 痛：《丹溪心法·十二经见证》作“肿”。

④ 血晕：《丹溪心法·十二经见证》作“血幸”。“血幸”疑为“睾”字，与下文连为“睾肿睾疝”为是。

⑤ 惊：《丹溪心法·十二经见证》作“恐”。

附　手足阴阳经合生见证

头顶痛：足太阳，手少阴。

黄疸：足太阴、少阴。

面赤：手少阴、厥阴，手足阳明。

目黄：手阳明、少阴、太阳、厥阴，足太阳。

耳聋：手太阳、阳明、少阳、太阴，足少阴。

喉痹：手足阳明，手少阳。

鼻鼽衄：手足阳明、太阳。

目䀮䀮无所见：足少阴、厥阴。

目瞳人痛：足厥阴。

面尘：足厥阴、少阳。

咽肿：足少阴、厥阴。

嗌干：手太阴，足少阴、厥阴，足[①]少阴、太阳。

哕：手少阳，足太阴。

膈咽不通，不食：足阳明、太阴。

胸满：手太阴，足厥阴，手厥阴。

胸支满：手少阴、厥阴。

腋肿：手厥阴，足少阳。

胁痛：手少阴，足少阳。

胸中痛：手少阴，足少阳。

---

① 足：《丹溪心法·十二经见证》作“手”，当从。

善呕苦汁[①]：足少阳，足阳明。

逆[②]，少气咳嗽，喘渴上气：手太阴，足少阴。

喘：手阳明，足少阴，手太阴。

臂外肿[③]：手少阳、太阳。

掌中热：手太阳、阳明、厥阴。

心痛：手太[④]阴、厥阴，足少阴。

肘挛急：手厥阴、太阴。

疟：足太阴，足三阳。

痔：足太阳，手足太阴。

热，凄凄振寒：足阳明、少阳。

如人将捕：足少阴、厥阴。

汗出：手太阳、少阴，足少阳、阳明。

身体重：手太阴、少阴。

十二原

肺之原，出于太渊。心之原，出于兑骨[⑤]。肝之原，出于太冲。脾之原，出于太白。肾之原，出于太溪。大肠之原，出于合谷。小肠之原，出于腕骨。胆之原，出于丘墟。胃之原，出于冲阳。膀胱之原，出于京骨。心包络之

① 苦汁：原脱，据诸本补。

② 逆：原脱，据清抄影印本、《丹溪心法·十二经见证》补。

③ 肿：《丹溪心法·十二经见证》作“痛”。

④ 太：《丹溪心法·十二经见证》作“少”。

⑤ 兑骨：诸本均作“太陵”。

原，出于大陵[1]。三焦之原，出于阳池。

十二经皆以俞[2]为原者何？然，五脏俞者，三焦之所行，气之所以留止。三焦所行之俞为原者，脐下肾间动气，人之生命，十二经之根本也，故命[3]曰原。三焦者，原气之别使也，主通行三气，经历脏腑；原者，三焦之尊号也，故所止辄为原。脏腑之有病者，皆取其原也。

十二官

心者，君主之官，神明出焉。肺者，相傅之官，治节出焉。肝者，将军之官，谋虑出焉。胆者，中正之官，决断出焉。膻中者，臣使之官，喜乐出焉。脾胃者，仓廪之官，五味出焉。大肠者，传导之官，变化出焉。小肠者，受盛之官，化物出焉。肾者，作强之官，技巧出焉。三焦者，决渎之官，水性[4]出焉。膀胱者，州都之官，津液藏焉，气化则能出矣。凡此十二官者，不得相失也。故主明则下安，以此养生则寿，殁世不殆，以为天下则大昌。主不明则十二官危，使道闭塞而不通，形乃大伤，以此养生则殃，以为天下则其宗大危，戒之！戒之！

---

① 心包络之原，出于大陵：诸本均作“少阴之原，出于兑骨”。

② 俞：原作“会”，据《难经·六十六难》改。

③ 命：《难经·六十六难》作“名”。

④ 性：《素问·灵兰秘典论》作“道”，当从。

十二月人气所在

正月二月，天气始方，地气始发，人气在肝。

三月四月，天气正方，地气正[1]发，人气在脾。

五月六月，天气盛，地气高，人气在头。

七月八月，阴气始杀，人气在肺。

九月十月，阴气始冰，地气始闭，人气在心。

十一月十二月，冰复[2]，地气合，人气在肾。

十二多

多思则神枯[3]，多念则志散，多欲则志昏，多事则形劳，多语则气乏，多笑则脏伤，多愁则心慑，多乐则语嗌[4]，多喜则志[5]错昏乱，多怒则盲[6]脉不定，多好则专迷不理，多恶则憔悴无欢。

十二经水

足太阳，外合于清水，内属于膀胱，而通水道焉。

足少阳，外合于渭水，内属于胆。

---

① 正：《素问·诊要经终论》作"定"。

② 复：覆盖。

③ 枯：《千金方》卷二十七《道林养性》作"殆"。

④ 语嗌：《千金方》卷二十七《道林养性》作"意溢"。

⑤ 志：《千金方》卷二十七《道林养性》作"忘"。

⑥ 盲：《千金方》卷二十七《道林养性》作"百"。

足阳明，外合于海水，内属于胃。

足太阴，外合于湖水，内属于脾。

足少阴，外合于汝水，内属于肾。

足厥阴，外合于渑水，内属于肝。

手太阳，外合于淮水，内属于小肠，而水道出焉。

手少阳，外合于漯水，内属于三焦。

手阳明，外合于江水，内属于大肠。

手太阴，外合于河水，内属于肺。

手少阴，外合于济水，内属于心。

手心主，外合于漳水，内属于心包。

凡此五脏六腑十二经水者，外有源泉，而内有所禀[①]，此皆内外相贯，如环无端，人经亦然。

十二经脉之终

太阳之脉，其正[②]终也，戴眼[③]，反折，瘛疭，其色白，绝汗乃出，出则死矣。

少阳终者，耳聋，百节皆纵，目环[④]绝系，一日半死，色先青白，乃死。

---

① 所禀：二字原阙，据《灵枢·经水》补。

② 正：《素问·诊要经终论》无此字，疑衍。

③ 戴眼：语见《素问·诊要经终论》，王冰注："戴眼，谓睛不转而仰视也。"

④ 目环：《素问·诊要经终论》作"目瞏"，当从。目瞏（qióng 穷），眼睛直视。

阳明终者，口目动作，善惊，妄言，色黄，其上下经或[1]不仁，则终矣。

少阴终者，面黑，齿长而垢，腹胀闭，上下不通而终矣。

太阴终者，腹胀闭，不得息，善噫，善呕，呕则逆，逆则面赤，不逆则上下不通，不[2]通则面黑皮毛焦而终矣。

厥阴终者，中热嗌干，善溺，心烦[3]，甚则舌卷卵缩而终矣。

此十二经之所败也。

十二经是动所生之病

手太阴肺之经

是动病气[4]

肺胀满，膨膨而喘咳，缺盆中痛，甚则交两手而瞀，是谓臂厥。主肺。

所生病血[5]

咳嗽上气，喘渴，心[6]胸满，臑臂内前廉痛，掌中热。

---

① 或：《素问·诊要经终论》作“盛”。
② 不：原脱，据《素问·诊要经终论》补。
③ 烦：原作“颠”，据《素问·诊要经终论》改。
④ 气：原脱，据清抄影印本补。
⑤ 血：原脱，据清抄影印本补。
⑥ 心：此字前，《灵枢·经脉》有“烦”字。

气盛有余，则肩背痛风[1]，汗出中风，小便数欠。气虚，则肩背痛寒，少气不足以息，溺色变，卒遗矢无度。

手阳明大肠之经

是动病

齿痛，䪼[2]肿。主津。

所生病

目黄，口干，鼽衄，喉痹，肩前臑痛，大指次指痛不用。气有余，则当[3]脉所过者热肿；虚，寒栗不复。

手少阴心之经

是动病

嗌干，心痛，渴而欲饮，是谓臂厥。主心。

所生病

目黄[4]，胁[5]痛，臑臂内后廉痛厥，掌中热[6]。

手太阳小肠之经

是动病

嗌干，颔肿，不可回顾，肩似拔，臑似折。主液。

所生病

---

① 风：此字后，《灵枢·经脉》有“寒”字。
② 䪼：《灵枢·经脉》作“颈”。
③ 当：原作“常”，据《灵枢·经脉》改。
④ 目黄：此二字原阙，据诸本补。
⑤ 胁：此字原阙，据诸本补。
⑥ 掌中热：此三字后，《灵枢·经脉》有“痛”字，疑脱。

耳聋，目黄，颊颔肿[1]，肩、臑、肘、臂外后廉痛。

手厥阴心包络之经

是动病

手心热，肘臂挛急，腋肿，甚则胸胁支满，心中澹澹而动，面赤目黄，喜笑不休。主心包络[2]。

所生病

烦心，心痛，掌中热。

手少阳三焦之经

是动病

耳聋浑浑焞焞，嗌肿喉痹。主气。

所生病

汗出，目锐眦痛，耳后、肩、臑、肘、臂外廉皆痛，小指次指不用。

足太阴脾之经

是动病

舌本强，食则呕，胃脘痛，腹胀善噫，得后与气则快然如[3]衰，身体皆重。主脾。

所生病

舌本痛，体不能动摇，食不下，烦心，心下急痛，寒

---

① 颊颔肿：《灵枢·经脉》作“颊肿，颈颔”。

② 心包络：清抄影印本作“心包脉”，《灵枢·经脉》作“脉”。

③ 如：原脱，据诸本补。

疟，疮，瘕，飧泄不化[1]，黄疸，嗜[2]卧，怠惰[3]，股膝内肿，足大趾不用。

足阳明胃之经

是动病

洒洒振寒，善伸[4]数欠，颜黑，病至则恶人与火，闻木音则惕然而惊，心动欲闭户牖而独处[5]，甚则登高而歌，弃衣而走，贲响腹胀，是为骭厥。主血。

所生病

狂疟，温淫，汗出，鼽衄，口祸，唇胗，颈肿，喉痹，大腹水肿，膝髌肿痛，循膺、乳、气冲、股、伏兔、骭外廉、足跗上皆痛，中趾不用。气盛，则身以前皆热，其[6]有余于胃，则消谷善饥，溺色黄。气不足，则身以前皆寒栗，胃中寒则胀满。

足少阴肾之经

是动病

饥不欲食，面黑如炭色，咳唾则有血，喉鸣而喘，坐

---

① 疮瘕飧泄不化：清抄影印本作"疮，瘕泄，水闭"，《灵枢·经脉》作"溏瘕泄，水闭"。

② 嗜：清抄影印本、《灵枢·经脉》作"不能"。

③ 怠惰：清抄影印本、《灵枢·经脉》作"强立"。

④ 伸：《灵枢·经脉》作"呻"。

⑤ 心动欲闭户牖而独处：《灵枢·经脉》作"心欲动，独闭户塞牖而处"。

⑥ 其：原作"谓"，据《灵枢·经脉》改。

而欲起，目𥆨𥆨无所见，心悬若饥状。气不足则善恐，心惕惕若人将捕，是谓骨厥。主肾。

所生病

口热舌干，咽肿，上气，嗌干及痛，烦心，心痛，黄疸，肠澼，脊股内后廉痛，痿厥，嗜卧，足下热而痛。

足太阳膀胱之经

是动病

头痛，目似脱，项似拔，脊痛，腰似折，髀不可以曲，腘似结，腨似裂，是为踝厥。主筋。

所生病

痔，疟，狂，颠疾，头脑[①]项痛，目黄，泪出，鼽衄，项、背、腰、尻、腘、腨、脚皆[②]痛，小趾不用。

足厥阴肝之经

是动病

腰痛不可以俛仰，丈夫㿉疝，妇人少腹肿，甚则嗌干，面尘脱色。主肝。

所生病

胸满，呕逆，洞泄，狐疝，遗溺，癃闭。

足少阳胆之经

是动病

① 脑：《灵枢·经脉》作“囟”。

② 皆：原作“背”，据《灵枢·经脉》改。

口苦，善太息，胁肋[1]痛，不能转侧，甚则面色微尘，体无膏泽，足外反热，是为阳厥。主骨。

所生病

头角[2]痛，颔肿，目锐眦痛[3]，缺盆中肿痛，腋下肿，马刀挟瘿，汗出振寒，疟，胸、胁、肋、髀、膝外至胫[4]绝骨、外踝前及诸节皆痛，小趾次趾不用。

十二经络始终流注

十二经，其实一脉也，界而为十二分，主行血气，通阴阳，以荣一身者也。其必始于中焦手太阴，终于足厥阴，而复会于手太阴。故知血气运行，交通相贯，未尝间断，终而复始，循环无端，转相灌溉，云为流注。

何以始于中焦？焦者，原也。人受天地之气以生，所谓冲和。其天五之气，始自中原，播于百脉，正《难经》所谓肺朝百脉是也。故手太阴经脉起于中焦，入大指内廉，出其端。手阳明大肠经起于大指次指之端，上夹鼻孔。足阳明胃经起于鼻之交頞中，入大趾间，出其端。足太阴脾经起于大趾之端，注心中。手少阴心经起于心中，入掌后廉小指之内，出其端。手太阳小肠经起小指之端，抵鼻，至目内眦，斜络于颧。足太阳膀胱经

① 胁肋：诸本均作“心胁”。

② 角：《灵枢·经脉》无此字。

③ 痛：此字前，原衍“皆”字，据《灵枢·经脉》删。

④ 胫：原脱，据清抄本、《灵枢·经脉》补。

起于目内眦，至小趾外侧，出其端。足少阴肾经，起于小趾之下，注胸中。手厥阴心包络经起于胸中，循小指次指，出其端。手少阳三焦经起于小指次指之端，至目锐眦。足少阳胆经起于目锐眦，入大趾，循歧骨内，贯爪甲，出三毛。足厥阴肝经起于大趾聚毛之际，上注肺中。是以寅时注于肺，卯时注于大肠，辰时注于胃，巳时注于脾，午时注于心，未时注于小肠，申时注于膀胱，酉时注于肾，戌时注于心包络，亥时注于三焦，子时注于胆，丑时注于肝，寅时复注于肺。上合鸡鸣，下应潮水，其气与天地同流。加一至则热，减一至则寒。上鱼际为溢，入尺为覆。

手之三阳从手走头，足之三阳从头走足，是高能接下也。足之三阴从足走腹，手之三阴从腹走手，是下能走上也。故上下升降而为和。《易》曰：天道下济而光明，地道卑而上行。又曰：山泽通气。望[①]气寄于辛，用于寅，平旦始从中焦注，循天之纪，左旋至丑[②]，而昼夜通行五十度，周行八百一十丈，血随气而上行，殊不见又有润下之意。经云：气主呴之，升也；血主濡之，润也。《书》曰：水曰润下。故血亦有下行之体，如百川之[③]行，东至于海也。

---

① 望：《此事难知·经脉终始》作“故”，义胜。

② 丑：原作“五”，据《此事难知·经脉终始》改。

③ 之：诸本作“右”。

盖天地之形如卵，横于东南西北，自然之势。岐伯曰：地为人之下，太虚之中。又曰：大气举之也。是地如卵黄在其中矣。又曰：地者，所以载生成之形类。《易》曰：坤厚载物，德合无疆。信乎！天包地，形如卵焉。人首之上，为天之天；足之下，为地之天。人之浮于地之上，如地之浮于太虚之中也。气之西，始于寅，终于丑[①]。血之东，根于辛，纳于乙，相随往来不息。独缺于乾巽，为天地之门户也。戊土属乾，己土属巽，故曰六戊为天门，六己为地户。经云：天地者，万物之上下；左右者，阴阳之道路。气血者，父母也；父母者，天地也。气血周流于十二经，总包六子于其中，六气、五行是也。无形者包有形也，而天总包地。天左行而西，气随之；百川并进而东，血随之。是以处百病，决死生，候此而已。

十二经治法

手少阳三焦经与足少阳胆经，脉如筝弦无力，时时带数，法用通因通用。立此意者，谓少阳，春也，生化万物之始，金石、草木、羽毛、鳞介，乃阴阳生化之端也。故

① 丑：此字前，原衍“子”字，据《此事难知·人肖天地》删。

因[1]有春分停刑[2]之禁，十二经有取决于胆之戒。履端于始，序则不愆[3]。故中于风者，乃气血闭而不行。凡治风之药，皆用辛温，上通天气，以发散为体，是元气始出地之根蒂也。此二经治有三禁：不得发汗，为风证多自汗也；不得下，下之则损阴，绝其生化之源也；不得利小便，利之则使阳气下陷，反行阴道也。

其脉沉细[4]，按之洪大，鼓甚而盛。是内则心火为本，则脉鼓甚洪大；外则真阴为标，其脉沉细，乃寒水之体也。此经标寒本热，用大黄、芒硝辛苦大寒之气味，以泻本热也。

足太阳膀胱之经，其本真阴[5]，其经老阳。标有阳之名，无阳之实，谓其将变阴也。其脉紧而数，按之不鼓而空虚，是外见虚阳而内有真阴[5]也。仲景以姜附汤久熟[6]煎，不温服而寒服，是热因寒用。盖姜附气味俱阳，加之

---

① 因：《医学发明·病有逆从治有反正论》作“国”。

② 春分停刑：古代处决死刑罪犯，只能在一定的季节、月份、日子，在春、夏两季一般停刑。《明史·刑法志》：“停刑之月，自立春以后，至秋分以前。”

③ 履端于始，序则不愆（qiān 千）：语见《左传·文公元年》。原指从正月朔日开始推算年历，则一年四时之序就不会有差错。此处引申指以少阳经为万物生化之始端，则气血阴阳生化之序就不会有差错。履，步。古时称推算年历方法为“推步”。端，农历正月初一为“端日”。序，区时推移的顺序。愆，差错。

④ 其脉沉细：据文义，此4字前，疑脱文。据《医学发明·病有逆从治有反正论》，当述阴经寒因热用之治法。

⑤ 阴：《医学发明·病有逆从治有反正论》作“寒”。

⑥ 熟：《医学发明·病有逆从治有反正论》作“热”。

久久熟[1]煎，重阳之热，泻纯阴之寒，是治其本；以寒服者，借寒治太阳标之假阳，故为其真[2]假相对之治法也。按其脉空虚，则内伏阴寒之气，外显大渴引饮，目赤口干，面赤身热，四肢热如火。真阳将绝于外，则为寒所逐而欲先绝。其躁曰阴躁，欲坐井中也。

手太阴肺之经，以岁气言之，主秋主收。况足太阴脾经内伤饮食，其物有形，亦属于阴，所主纳而不出，故物塞[3]其中，以食药塞[3]令下行也。心下有痞气，仲景皆用黄连以泄之。举斯二者是塞[3]因塞[3]用，又寒因寒用[4]也。

以上四经，为标本相殊[5]不同，为病逆而不顺，故圣人立反治之法以应之。虽言四经，以其手足经同法，乃八经也。若以寒治热，以热治寒，是谓正治之法。正治者，为直折之也。惟有阳明、厥阴手足四经，不从标本，乃从乎中。盖厥阴者，为生化之源，其交[6]在卯，二月之分[7]，前为阳，后为阴也。阳明者，为肃杀之司，其交[6]在酉，

---

① 熟：《医学发明·病有逆从治有反正论》作“热”。

② 真：原脱，据《医学发明·病有逆从治有反正论》补。

③ 塞：原作“寒”，据《医学发明·病有逆从治有反正论》改。

④ 又寒因寒用：原作“以寒治寒也”，据清抄影印本、《医学发明·病有逆从治有反正论》改。

⑤ 殊：《医学发明·病有逆从治有反正论》作“反”当从。

⑥ 交：《医学发明·病有逆从治有反正论》作“支”。

⑦ 二月之分：此指春分。

八月之分[①]，前为寒水，后为相[②]火。盖二、八月乃阴阳之门户，为在天地分阴分阳之际。《内经》谓其分则气异，且其体[③]。两阳合明[④]，曰阳明，在辰巳之间，是生化之用；两阴交尽，曰厥阴，在戌亥之间，是殒[⑤]之用。手厥阴心包乃包络十二经之总也。手阳明为生杀之本，足阳明为水谷之海，凡万物生于土而终于土也。标本俱阳，诸经中皆有之，不能从其标，亦不能从其本。手阳明大肠喜热而恶清，足阳明胃喜清而恶热。足厥阴为生化之源，宜温而恶清。手厥阴心包不系五行，是坤元一正之土，虽主生长，阴静阳躁，禀于少阳元气乃能生，又与足厥阴肝经标本俱阴。肝亦受胆之气，乃能生长根荄芽甲于地中。况四经好恶不同，亦不见其病传逆顺，狐疑之间，不能定法，须临病斟酌，故曰从乎中也。从乎中者，酌于中道，合宜用药之义。非中外之中，亦非中上下之中，是《中庸》所谓君子而时中之意也。

十三阴

肺开窍于鼻，心开窍于舌，脾开窍于口，肝开窍于

---

① 八月之分：此指秋分。

② 相：《医学发明·病有逆从治有反正论》作“燥”。

③ 且其体：《医学发明·病有逆从治有反正论》作“知厥阴、阳明之体也”，义胜。

④ 明：原作“名”，据《医学发明·病有逆从治有反正论》改。

⑤ 殒：此字后，《医学发明·病有逆从治有反正论》有“杀”字，疑脱。

目，肾开窍于耳。耳者肾也，复能听声。声，肺主之，属金。是耳中有肺也。鼻者肺也，复能闻臭。臭，心主之，属火。是鼻中有心也。舌者心也，复能知味。味，脾主之，属土。是舌中有脾也。此三经各兼一脏。目者肝也，有血、气、筋、精、肉为五轮，所以贯五脏而能视也，惟此经兼四脏。口为脾，脾属坤土，土主静而不动，故无所兼。及厥阴与肾脉会于颠，故云阴有十三。脑为诸髓之会，即海也，肾主之，故知阴表里受邪，故难治也[①]。

十五络

经有十二，络有十五。余三络者，有阳络，是阳跻之络，其脉起于跟中，循外踝申脉穴，上至风池，行于背，应乎阳[②]。阴络者，是阴跻之络，其脉亦起于跟中，循内踝[③]照海穴，上至咽喉，交贯冲脉，行于腹，应乎阴。跻[④]者，捷疾也，言此脉之行，如动足之行步而捷疾。除[⑤]小络之外有一大络，名曰大包，是脾之络，故络有十五。更

---

① 故知阴表里受邪故难治也：《此事难知·或问手足太阳手足阳明手足少阳俱会于首然六阳会于首者亦有阴乎》作“是为十四阴矣”，疑此处与下文“十九问选”第一段末错简。

② 应乎阳：“乎阳”二字原脱，据下文“应乎阴”补。

③ 阴络者……循内踝：此18字原脱，据《医学入门·经络·奇经八脉》补。

④ 跻：原作“躁”，据《医学入门·经络·奇经八脉》改。

⑤ 除：原作“徐”，据文义改。

有胃之大络，名曰虚里[①]，贯膈络肺[②]，出于左乳下，其动应衣，脉宗气也，是知络又有十六焉。

十九问选

一问曰：伤寒有两感，其形何似，其危何[③]速，可治否乎？曰：伤寒为证，明是寒邪伤人，传足不传手，其始必自足太阳，次阳明，次少阳，次太阴，次少阴，次厥阴，自表及里，循序相传。其两感则不然，因邪之表不停，径[④]入于里。一日就太阳膀胱与少阴肾俱受，故见身热烦满而渴，舌上干燥，其脉沉而大；二日之传阳明胃与太阴脾，故鼻干妄言，中满不食，其脉沉而长；三日之传少阳胆与厥阴肝，故耳聋，囊缩，厥逆，水浆不入口，其脉沉而弦。三日而死，再传止于六日矣。仲景无治法，但云：身体疼痛，下利清谷，急当救里，宜四逆汤；清便自调，急当救表，宜桂枝汤。又云：治有先后，则知先救里，才觉温，急当救表，是或有可生之理。《济生拔萃》中虽有两感大羌活汤治之，所活者百之一二，以其阴阳双传，表里受邪，故难治也[⑤]。

---

① 里：原作“思”，据《素问·平人气象论》改。

② 肺：原脱，据《素问·平人气象论》补。

③ 何：原作“使”，据文义改。

④ 径：原作“经”，据文义改。

⑤ 表里受邪，故难治也：此8字，疑与上文“十三阴”段末错简而脱，据文义补。

《脉经》[1]《本草》《针灸》三世之书者，子今从何是与？曰：圣贤谓世次相承，意其授受，习诸脉药病候之情伪，而无妄误之失。宋公谓徒恃世医，不究历代经书，昧乎医之义理，必有庸谬之祸。又《难经》云：色、脉、皮肤三者，知一为下工，知二为中工，知三为上工。据之于理，为两有焉。

五问曰：李元象《伤寒赋》云，误服汤丸者食不及新[2]，特犯禁戒者死必不腊[3]。此二者何喻也？曰：按《春秋传》云，成公十年，晋公梦大厉[4]，披发及地，搏膺[5]而踊，环[6]门入户，曰：杀余[7]，余得请于帝。景[8]公觉而问桑田巫，示而杀之[9]。公将食，如厕，陷而卒。僖公五年，晋赂虞，假道以伐虢。宫之奇谏曰：虢，虞之表也。虢亡，虞必从之。公弗听。宫之奇曰：虞不腊矣。是冬，晋灭虢师，还馆于虞，晋遂袭灭之。窃意二者，喻医有犯禁戒，误投药饵，以其不仁，似二公之不久也。

六问曰：《本草》分三品，药为君、臣、佐、使；东

---

① 脉经：据上文“一问曰”及下文“五问曰”，此前疑脱文。

② 食不及新：赶不上吃新麦就会死去。典出《左传·成公十年》。

③ 死必不腊：等不到年终腊祭之日就会死去。典出《左传·僖公五年》。

④ 大厉：大鬼。

⑤ 搏膺：捶击胸口。表示愤怒不平。

⑥ 环：《左传·成公十年》作“坏”，当从。

⑦ 杀余：《左传·成公十年》作“杀余孙”。

⑧ 景：原作“灵”，据《左传·成公十年》改。

⑨ 示而杀之：据《左传·成公十年》文义，此前疑脱文。

垣谓主病药为君，余为臣、为佐、为使。二者之殊，子何为据？曰：《大全本草》云：上品药一百二十种为君，主养命，以应天；中品药一百二十种为臣，主养性，以应人；下品药一百二十种为佐使，主养病，以应地。东垣云：表实麻黄、表虚桂枝、热者黄连、寒者附子之类为君，不可令臣过于君，君臣有序，相与宣摄，则可以御邪除病矣。参之于《内经·至真要大论》云：有毒无毒，随[1]治为主。又云：主病之谓君，佐君之谓臣，应臣之谓佐使。非上中下三品药之类也。愚见《本草》之主意，所以异喜恶之名位[2]；《内经》之立论，所以赞成方用也。以攻疾之法，当从《内经》、东垣为是。

七问曰：张长沙用大承气汤，必转失气则可服。此“失”字之义，其意何也？曰：仲景云伤寒潮热，大便六七日不行，先服小承气汤，若腹中转失气，此有燥粪，方服大承气汤。盖转失气，是下泄气，俗云去屁也。考之《篇韵》，“屎”、“矢”通用。窃恐传写者误“矢”为“失”，今从“转矢气”为文，理或颇顺，若诚“失”字，则于义为难训矣。

八问曰：何谓病要，何谓治失，可得闻乎？曰：病有虚、实、冷、热、邪、正、内、外，谓之八要。曰虚，是

① 随：《素问·至真要大论》作“所”，当从。

② 位：据《本草纲目》卷一《神农本经名例》篇名及内容，疑当作“例”。

亡血、失精、泄痢、少食之类也；曰实，是狂妄、燥热、大小便秘结之类也；曰冷，脏腑受寒也；曰热，脏腑受热也；曰邪，非脏腑正病也；曰正，非外邪所伤也；曰内，病不在外也；曰外，病不在内也。若失于不审，失于不识，失于不信，失于过时，失于不知药，失于不择医，谓之六失。六失之中有一于斯，病无可去之理。但能审察，是当无有不可治之疾，苟或不然，非特医之过咎，病家亦不得辞其责也。

九问曰：七损八益，何谓也？曰：老阳之数极于九，少阳之数次于七，女子为少阴之气，以少阳之数偶之，故其数七。老阴之数极于十[①]，少阴之数次于八，男子为少阳之气，以少阴数合之，故其数八。盖女子二七，天真之气降，壬癸之水合，月事以时而下；男子二八，天癸至，阴阳和，精气溢泻。然阴七可损者，谓女子至期，海满而血自下，欲其经水以时通也；阳八宜益者，谓男子阴阳交会，俾其中节而能固密阳气，可以保益真元。由此则七损八益理可知矣。

十问曰：脏腑要害，乃刺之禁数，请详言之。曰：肝生于左，象木，旺于春，春阳发生，且为少阳，阳长之始，故曰生也。肺藏于右，象金，旺于秋，秋阴收杀，且为少阴，阴藏之初，故曰藏也。心部于表，阳气主外，象

---

① 十：原作“六”，据《素问·上古天真论》王冰注改。

火，且为五脏部主，故曰部也。肾治于里，阴气主内，象水，主治五脏，故曰治也。脾谓之使，水谷之入，运动不已，故曰使也。胃谓之市，水谷所归，五味皆入，如市之集[①]，故为市也。鬲肓之上，中有父母[②]。鬲肓之上，气海居中。气者，生之原；生者，命之主。故气阴[③]为人之父母。又云心下鬲上[④]为肓，心为阳父，肺为阴母。肺主于气，心主于血，荣卫于身，故为父母也。七节之旁，中有小心，是谓真心，神灵之宫室。此八者，人之所以生，形之所以成，故顺之则福延，逆之则咎至。

十一问曰：刺伤脏腑，真[⑤]死之期可能必乎？曰：心为君主，伤之一日死；肺为相傅，伤之三日死；肝为将军，伤之五日死；脾为仓廪，伤之十日死；肾为作强，伤之六日死；胆为中正，伤之一日半死；中脑者，立死；中鬲者，皆为伤[⑥]中，鬲伤则为五脏之气互相克伐，其病虽[⑦]愈，不过一岁而死。非特此而然，凡伤风寒，并仆跌中犯者，亦是也。

十二问曰：血、气、形、脉、谷五者，皆有常有反，

① 集：《素问·刺禁论》王冰注作“杂”，当从。

② 鬲肓之上，中有父母：此8字原脱，据《素问·刺禁论》补。

③ 阴：《素问·刺禁论》王冰注作“海”，当从。

④ 心下鬲上：原作“心上鬲下”，据《素问·刺禁论》林亿《新校正》改。

⑤ 真：据文义，疑作“其”。

⑥ 伤：此字后，原衍“死”字，据《素问·诊要经终论》删。

⑦ 虽：原作“难”，据《素问·诊要经终论》改。

请子明以告之。曰：血实脉实，血虚脉虚，气实形实，气虚形虚，谷盛气盛，谷虚气虚，此其常也。气盛身寒，气虚身热，脉小血多，脉大血少，谷入多而气少，谷入少而气多，此是失常，故为反也。盖气盛身寒，得之伤寒；气虚身热，得之伤暑；脉小血多，留饮脾胃之中也；脉大血少，脉有风气，水浆[1]不入也；谷入多而气少，得之有所脱血，湿干下也；谷入少而气多，邪在胃及肺也。

十三问曰：郑声与谵语，何以别之？曰：郑声，对人言语，郑声重淫乱，恍惚不定，此是精神元气虚脱，病属阴也。谵语，口中呢喃自言，人问不答，乃邪热入里，属于阳也。

十四问曰：医分十三科，何以然也？曰：古之圣贤，念民疾疹之苦，设立医药，起危蠲疴，恐人不能专精致志，故有大小方脉、妇人科、产科、风科、眼科、口齿科、咽喉科、正骨科、金镞科、疮疡科、针灸科、祝由科，是数之分，盖欲其精一不二之意也。

十五问曰：《运气精华》一帙，于五运六气等论伤寒，何他证而不论及，其理安在？曰：谨按《天元纪大论》暨《至真要大论》七篇，备述运气变化胜复，于病平治，未尝全论伤寒。又按《热论》至《评热论》三[2]篇，皆明伤寒源流，俱不演及运气。若以运气全因伤寒而设，必有乖

---

① 浆：原作“将”，据《素问·刺志论》改。
② 三：原作“二”，据《素问·刺志论》篇目改。

于经意，子当讲究《内经》，方知孰是孰非。

十六问曰：医家何谓五科七事，请详言之。曰：脉、病、证、治及其所因，谓之五科；所因[①]又分外、分内、不外不内，为三总，谓之七事。盖医之视疾，必先诊候患者之三部，何脏腑见乎脉之表里虚实情状，然后审是有何因寒热秘泄之病，推辨是由何因而成其证，方可用何汗吐下补之法治之，则能尽乎原脉以识病，因病以辨证，随证以施治之良规也。

十七问曰：病有正治，有反治，其意何也？曰：病与岁之六气主客所临寒热衰旺，相从相逆而然也。盖厥阴风木为岁初气，主春分前六十日，其气以温；少阴君火为二气，主春分后六十日，其气以暄；少阳相火为三气，主夏至前后[②]六十日，其气以热；太阴湿土为四气，主秋分前六十日，其气以蒸；阳明燥金为五气，主秋分后六十日，其气以凉；太阳寒水为六气，主冬至前后六十日，其气以寒。六位旋相主气，以成一岁。此地之阴阳，所谓静而守位者也。客气者，以当年在泉后一气为客初气，至司天为客三气，每年转居于其上，以行岁中之天命。此天之阴阳，动而不息者也。天命所在，则有六气之化。主气则当抵奉客之天命，客胜则从，主胜则逆，由是天时民病应焉。故病气逆则正治，从则反治。正治者，以寒攻热，以

① 所：原脱，据《三因方·脉经序》补。
② 后：原脱，据《素问·六微旨大论》王冰注补。

热攻寒，补以治虚，泻以推实是也。反治者，寒因热用，热因寒用，通因通用，塞因塞用是也。夫逆其气以正治，使其从顺也；从其病以反取，令彼和调也。又一说，假使人受寒气，或伤冷物，心肠作疼，内投热药，外用火熨，内外热通，寒伏热胜，其疼尤甚，乃以凉剂治。或患热证，久服寒药，药性之寒，以夹阴火，其热愈甚，反以温药和之。自汗之证，数服参、芪等扶阳实表之药，汗反不止，以解发而愈。泻利之疾，以固实肠胃药饵服之不效，反行消导而止。心腹痞满，见其妨于饮食，急求快利，多用枳、橘峻急之剂，愈塞不通，反用参、术等佐以香药服之遂宽。如斯之类，亦反治之法，尤《司马法[①]》言“以义治之之谓正，正[②]不获则权”之意。唯医之聪明志达，素所更尝，则其临机治疗，无施不可也。

十八问曰：医之视病，望而知之者谓之神，闻而知之者谓之圣，问而知之者谓之工，切脉而知之者谓之巧，何谓也？曰：此医家之四教也。

盖望而知之者，谓观其神色以辨病候。凡人饮食入胃，变其精华之气，五味各走所喜以养五脏，而五脏之精华，色泽之善恶，皆见乎面。肝色青，如翠羽、如苍璧之泽者吉；如蓝、如草兹[③]者危。心色赤，如鸡冠、如帛裹

---

① 司马法：我国古代兵书。原作“为可法”，据引文出处改。

② 正：原作“尤”，据《司马法·仁本第一》“正不获意则权”改。

③ 草兹：原作“草滋”，据《素问·五脏生成》改。草兹，即草荐，荐席。

朱者吉；如衃血、如赭者危。脾色黄，如蟹腹、如罗裹雄黄者吉；如枳壳、如黄土者危。肺色白，如豕膏、如白璧之泽者吉；如垩、如枯骨者危。肾色黑，如乌羽、如漆色者吉；如炭、如煤炲者危。此五色之吉凶也。春色青，夏色赤，长夏色黄，秋色白，冬色黑，此五色之从四时也。春得白色，夏得黑色，长夏得青色，秋得赤色，冬得黄色，此五色之逆四时也。《素问》云：色泽以浮，谓之易已；色夭不泽，谓之难已。五脏乃神之舍，五色乃神之表。五脏之败，神气已衰，其色必夭。夭者，枯槁之谓。能察其色以断吉凶，可谓神矣。

闻而知之，谓听其声音而知其病之所在。肾为声音之根，心为声音之主，肺为声音之窍。然五脏各有声，而肺属金以司之，乃听命于心，以发扬其声耳。肝音角，声直以柔；心音徵，声高以长；脾音宫，声大以缓；肺音商，声清以扬；肾音羽，声深以滑，此五脏声音之等者也。肝喜叫怒，心喜言笑，脾好乐歌，肺好哭泣，肾好呻吟，此五脏声音之为疾者也。闻是声，即与某脏之病相参，别其五行胜负，以决死生，不其圣乎。

问[①]属君火，正化于午，对化于子，是以心手少阴、肾足少阴主之。水随肾至，故太阳为腑，则手太阳小肠、足太阳膀胱也。太阴之经主脾与肺，盖脾属太阴土，土生

① 问：据文义，此字后疑脱文。

金，子随母居，是以脾足太阴、肺手太阴主之。金随肺至，故阳明为腑，则手阳明大肠、足阳明胃也。厥阴之经主肝与心包络，盖肝属木，木生火，子随母居[①]。故少阳为腑，则手少阳三焦、足少阳胆也。心包络非脏，三焦非腑，且三焦为决渎之官，有名无形，上合于心，下合于肾，主通谒道诸气，名[②]为使者，是故与心包络为表里。刘温舒[③]曰：心、肺、心包络在上，手经，其脉从两手起；脾、肝、肾在下，曰足经，其脉从两足起。盖手足经所以起上下也。

① 子随母居：据文义，此4字后疑脱文。

② 名：原作“多”，据文义改。

③ 刘温舒：宋代医家，著《素问入式运气论奥》三卷。

应急良方

目　录

通　用

治气聚心下不散者

桃树上不落干桃子去核皮，取仁三两为末，每服二钱，空心温酒调下。

治绞肠痧，痛不可忍

盐一两，热汤调，灌入病人口中。盐气一到，其痛即止。

治阳脱证，四肢厥冷。或因伤寒新瘥，误行房事，小腹紧痛，外肾搐缩，不救则死

葱白连须三七根，细切，滤酒浓煮一碗，分作三服灌之，阳气即回。

治自汗、夜间盗汗

五倍子末，唾调，填满脐中，缩[①]定。一宿即止。

又方

浮麦，炒，为细末，每服二钱，米汤送下。

治痰嗽

飞过白矾、五倍子等分，为末，每服二钱，以生猪肝火热[②]蘸药，食后临卧服。

---

① 缩：捆束。

② 火热：《急救良方·痰嗽》作“火炙熟”。

治吐血并鼻中出血

藕节捣汁饮之。

治劳心吐血

莲心二十二粒，为末，酒调二钱，食后服。

治鼻中出血

千叶石榴花焙干，为末，吹入鼻中即止。

治男子白浊、女人带下

陈年冬瓜子仁，炒，为末，每服五钱，空心，米汤调下。

治诸淋病，小便赤涩疼痛

三叶酸浆草洗净，捣汁一盏，酒一盏，搅匀，空心服，立通。

治五淋

苎麻根两茎，切碎，水煎服，效。

治睡中遗尿

燕窠中草土为末，不语食。

治小便不通

蚯蚓捣碎，以冷水滤浓汁，饮半碗，立通。

治痔疮，大便下血

槐树上木耳为末，米汤调一钱，日三服。

治痔漏

蛲螂不以多少，焙干，为末，先用白矾水洗净，贴之。

治鼠乳痔

蜘蛛丝缠其上，自然消落矣。

治外痔

鳗鲡熏粪门，痔虫皆死。

治脱肛

鳖头一枚烧炬尽，为末，傅肛门上，用麻鞋底按入，即不出。

治痢赤白

荠菜根烧灰，汤调下，极效。

治诸痢

盐梅去核，研一枚，合茶汤加醋服之。

治血痢

茶叶和蜜煎。浅赤痢，茶叶和生姜煎服，甚效。

治泄泻

生姜二块，艾叶一把，水煎热服。

治狂言鬼语

虾蟆一个烧为末，酒调服。

治发狂欲走

瓜蒂半两为末，井水调服一钱，大吐后熟睡即效。

治出路[1]、在家应急吐泻方

路旁破草鞋去两头，将水洗过三四次伶俐[2]，煎水一大碗，要甚滚方可吃。即愈。

治面疮

枇杷叶，布擦去毛，炙干为末，食后茶汤调下二钱。

治泄精

韭菜子二两，炒，为末，食前酒下二钱。立愈。

治干疮末药方

孩儿茶三钱，片脑一分，血竭，乳香，没药，明矾炼过，龙骨少许，眼药末，远年螺蛳壳炼过

上为末，用好猪油搽上，即愈。

治人面卒生黑丹如芥状。不急治，遍身即死

鹿角烧灰，猪脂和涂之。

治耳肿

小赤豆为末，水调傅上。立效。

---

① 出路：犹出门。

② 伶俐：干净。

治眼目赤肿翳痛

鲤鱼胆点之。亦治耳[①]盲。

治物入眼中

好墨清水研，箸点即出。

治飞丝入眼

新笔于眼内搅之，即收在笔上。

治耳聋

鼠胆汁滴入耳中。

治耳痛

鳝鱼血滴入耳傅，即愈。

治停耳[②]，脓血不止

白矾烧灰，吹入耳中。

治百虫入耳

两刀于耳相磨敲作声，即出。

治蜈蚣入耳

生姜□□□中，即出。或以热鸡肉一块置耳孔边[③]，

---

① 耳：据文义，当作“目”。

② 停耳：即聤耳。

③ 生姜……耳孔边：此19字原脱，据《医家萃览》本补。“□□□”漫漶不清，据《急救良方·耳》“治蜈蚣入耳，用生姜汁或韭汁灌耳，自出”，疑作“汁灌耳”。

自出。

治酒皶鼻

白矾常擦为妙。

治鼻疮

杏仁，研，乳汁和傅。或以乌牛耳[①]垢傅。

治牙疳

烧笋干为末，入盐擦之效。

治舌无故出血

炒槐花为末，掺之即愈。

治口疮

白矾一两，铁勺内火熬干，黄丹一两，炒红色，收下紫色，为末，掺疮上。

治舌生疮

取东壁上土细研，傅之。

又方

缩砂，火煅为末，糁[②]疮上效。

治口唇紧小，不能开合饮食。不治即死

白布作灯炷如指大，安斧刀上燃烧，令刀上汗出，拭

① 耳：原脱，据《千金方》卷六《鼻病》“治鼻中生疮……又方：乌牛耳垢敷之”补。

② 糁（sǎn 散）：敷撒。

取傅唇上。

又方

以蛇壳烧灰，先拭净，傅之。

走马疳

大蜘蛛一枚，湿纸裹，外用荷叶包，火煅令焦存性，细研，入少麝香傅之。

中暑

盛暑远行忽中暑，昏闷在地，急取地上热土，水调服。

又方

大蒜三两瓣，同研，龙砂[①]。

冻脚疮

橄榄核烧灰存性，为末，入轻粉，油调涂之。

治痈

百药箭[②]，白矾少许，为细末，以羊蹄根蘸擦之。

---

① 龙砂：疑当作“尤妙”。《事林广记》戊集卷下《医学类·中暑》：“盛暑中行，忽中暑，昏闷仆地，急取道上热土，水调服。用大蒜三两瓣同研尤妙。”

② 百药箭：疑当作“百药煎”。《普济方》卷二百八十一《诸癣》：“又方（出《百一选方》），治癣甚妙。羊蹄根、百药煎，上同捣烂，敷上良。一方羊蹄根蘸药搽之。一方加白矾。”百药煎，五倍子同茶叶等经发酵制成的块状物。

久年恶疮

多年石灰碾碎，鸡子清调成块，煅过候冷再为末，姜汁调服。

金疮并一切疮

云母粉傅之，绝妙。

骨鲠

甚者，以好炭皮洗净，捣为细末，以米饮调服，立愈。

妇人心痛

荔枝核烧灰存性，为末，淡醋汤下。

男子小儿卒心痛

荔枝核烧灰存性，为末，蚌粉汤亦效。

头疮

干地龙为末，入轻粉，麻油调傅之。

又方

杏仁烧灰，傅。

鱼骨鲠在腹刺痛

象末[①]一钱，葱酒调下。

---

① 象末：疑当作“象牙末”。《普济方》卷六十四《骨鲠（附论）》：“治鱼骨鲠方：用象牙一两，不以多少，捣罗为末，砂糖丸如鸡头实大。每含化一丸，咽津。一方葱酒调下。”

又方

大栗壳烧灰研细，熟水调下。

口疮

诃子、黄柏烧灰存性，入轻粉、麝香，掺之。咽亦不妨。

口舌生疮

杏仁七个去皮尖，轻粉少许，同嚼，吐涎即愈。

又方

酸米醋含，吐涎，再含硼砂，即愈。

大舌

以半夏醋煎，汩漱，吐出即愈。

重舌[①]

五灵脂一两，去砂石，为末，用米醋一大碗同煎，逐旋漱之。

口气

白矾枯为末，入麝香、青盐各少许，揩了，吐出涎。

又方

香白芷七钱，甘草五寸，为细末，食后井花水调下一钱。

① 重舌：舌下近舌根处肿起，形似舌下又生一舌。

鼻气

石亭脂[①]以紫色为上，红色次之，黄色勿用。先研令极细，再滴水数点，和研半日许。临卧，随多寡以冷水调匀，痛擦患处，明早浣去。用之半月，可绝患根。

腋气

石绿三钱重，研细，入轻粉一钱重，和匀。先拔去腋下毛令净，用酸醋调药少许擦之。五次可断根。

又方

以古破钱十数文，铁线串聚，烧红，酸醋淬十次，入麝香，碾为细末，调涂，亦妙。

癜风

赤癜白癜两般风，附子硫黄最有功，姜汁调茄蒂蘸擦，擦经两度管无踪。

又方

去附子、黄[②]，加磨[③]石，可疗白癜。

又方

鸡子一枚，酸醋浸过宿，针刺小孔，沥取清液，入砒

---

① 石亭脂：《本草图经·玉石中品卷第二》："石硫黄，生东海牧羊山谷中及泰山、河西山，矾石液也。今惟出南海诸蕃……其赤色者名石亭脂。"石，原作"右"，据《医家萃览》本改。

② 黄：《医方类聚》卷二十二《得效方·癜风·如圣膏》引《事林广记》之文中无此字。

③ 磨：《医方类聚》卷二十二《得效方·癜风·如圣膏》引《事林广记》作"矾"，当从。

霜绿豆许[1]，和匀，将青布包擦患处。以指点药揩之亦妙。

头癣

紫贝草根，以生白矾同擂烂，涂患癣处所，可断根。

又方

以砒霜少许，滴醋同熬为膏，搽之亦妙。如觉痒，不可以冷水洗，切不可抓破。

又方

班猫[2]去头足，糯米炒黄，去糯米，以淮枣煮熟，去皮取肉为丸，唾调搽之，尤妙。

手缝癣

煎四物汤，矶[3]石末少许掺入同服，再煎渣洗之，甚妙。

去疮瘢

白獭髓、杂玉屑、琥珀屑，涂之。

又方

密陀僧末，水调涂之。

---

① 砒霜绿豆许：《医方类聚》卷二十二《得效方·瘢风·如圣膏》引《事林广记》作"砒霜并绿豆末少许"。

② 班猫：即斑蝥。

③ 矶：《普济方》卷三百《上部疮门》引《海上名方》作"矾"。

乌髭不老

旋化石灰广[①]四分，真蛤[②]粉三分，铅粉二分，虢丹一分，同为末。临卧以皂角汤洗髭，冷水调药，连根均傅，取蒸软荷叶包裹，以帛傅外，至早浣去。频研核桃、松子油滋之，神妙。

点痣去瘢

糯米百粒，石灰拇指大，巴豆□□□□□□□[③]，饼药少许，入磁瓶内寄[④]三日，每以竹篦挑粟米许，点痣处，自然蚀落。

治唇紧燥裂生疮

橄榄不以多少烧灰，猪脂和涂患处，立效。

治痈疽发背、恶疮肿毒，及毒蛇、风[⑤]犬所伤

大蒜切片安肿上，以艾灸之，蒜熟更换新者。初灸痛，灸至不痛止；初灸不痛，灸至痛乃止。

---

① 旋化石灰广：《普济方》卷四十九《头门》作“风化石灰石”，义胜。

② 蛤：《普济方》卷四十九《头门》作“蚌”。

③ □□□□□□□：《医方类聚》卷八十二《头面门》引《事林广记》作“二粒去壳槌碎”。

④ 寄：《医方类聚》卷八十二《头面门》引《事林广记》作“窨”，义胜。窨（yìn 印），封藏。

⑤ 风：通“疯”。

治一切日久顽疮不收敛者

香油一两，松香五钱，银朱[①]一钱，千年地下灰五分。

上溶开，蘸软纸上用之。又治臁疮，甚效。

臁疮方

轻粉五分，黄蜡一两。

上用热鏊厚纸，散粉上，以蜡糁匀为度，缚在疮上。黄水出即愈。

神传齿药，神阴阳[②]，牢齿，黑须发

猪牙皂角及生姜，西国升麻熟地黄。木律旱莲槐角子，细辛荷叶要相当。青盐等分同烧煅，研煞[③]将来使最良。惜[④]牙固齿髭鬓黑，谁知世上有仙方。

上药神效，真仙方也。荷叶煎[⑤]取近蒂心子。近世名公多修用之，有妙。煅药用新瓶，入药，盐泥固济留口，炭火烧，烟尽即止。

---

① 银朱：《神农本草经疏》："银朱，乃硫黄同汞升炼而成。其性燥烈，过服能使人龈烂筋挛。其味辛，气温，有毒。亦能破积滞，散结，疗癣疥恶疮，杀虫。不宜服食。今人多以黄丹、矾红杂之，不堪用"。

② 神阴阳：疑为衍文。

③ 煞：《普济方》卷七十《牙齿门》"陈希夷刷牙药"条作"细"，义胜。

④ 惜：《普济方》卷七十《牙齿门》"陈希夷刷牙药"条作"揩"，义胜。

⑤ 煎：据文义，疑当作"剪"。《三因方·齿病证治》："剪荷叶心用。"

治牙齿摇动，鬓须憔悴

养身不用炼丹砂，每日清晨只擦牙。牙皂七钱火煅过，茯苓五倍细辛加。每味二钱各等分，自然功效入仙家。二八之日君须见，老来须鬓黑如鸦。

治鬓边生软疖

猪颈上毛、猫颈上毛各一撮，烧灰，鼠屎一粒，为末，以清油调敷，立愈。

治附骨疽久不瘥，脓汁败坏，或骨从疮孔中出

大虾蟆一个，乱头发一握如鸡子大，猪油四两同前[①]，久之，滤去前药滓，凝如膏。先以桑根皮、乌头煎汤洗，拭干，煅龙骨末掺疮四畔，用前药贴之。

治冬月手足开裂

清油半两，以慢火煎沸，入黄蜡一块同煎，候溶，入光粉[②]、五倍子末少许，熬令稠，紫色为度。先以热汤洗，火上烘干，用药傅薄纸上贴之。

治杖疮

雄黄二分，无名异[③]一分，细研水调傅，极妙。

---

① 前：据文义，疑当作“煎”。

② 光粉：即铅粉。

③ 无名异：一种矿石类药物。较早记载见于《日华子本草》等。明·李中梓《雷公炮制药性解·金石部》：“无名异，味甘，性平，无毒。不载经络。主金疮、折伤内损，止痛生肌及长肉，消痈疽肿毒。”

治疮热毒疼痛

黄丹一两，密陀僧半两，轻粉一钱，麝香五分，龙脑一匙，为末，糁疮上，以青布蒙之，中留一窍，立效。

治刀斧伤

牛胆、石灰包裹，定痛止血，立瘥。

治破伤风

蝉壳为末，葱涎①调，傅破处，即时取去恶水，立效。

治汤烫、火烧

多年庙上兽头为末，香油调傅，立效。

又方

□□②叶烧存性，为末，鸡子清调傅。

治骨鲠

野苎麻③捣碎，丸如龙眼大。鱼骨鲠，鱼汤下；鸡骨鲠，鸡汤下。

通治诸鲠

薤白煮令半熟，以线系定，少嚼咽之，度至鲠处就便拽出，即愈。

又方

---

① 葱涎：即葱汁。

② □□：《急救良方·杂方》作"侧柏"，当从。

③ 野苎麻：此三字后，《本草纲目》卷十五《草之四》有"根"字。

谷树子[1]泡汤咽下，骨自消。

治误吞竹木不得出

旧锯子烧红投酒中，热饮酒下。

治误吞金银铜钱入腹

石灰一杏核大，硫黄一皂子大，研末，酒调服。

治针刺折在肉中

瓜蒌根捣烂傅上，一日换三次，自出。

治竹木签刺入肉

牛膝草根，嚼，罨[2]之，立效。

治诸恶虫伤

蛇壳煮汤洗三两度，或以二粉[3]、生姜汁傅伤处。

治蜈蚣咬

以鞋底擦之。

又方

灯草蘸油，点灯熏之。

雄蝎螫人，痛在一处

井底泥傅之，即愈。

---

① 谷树子：即楮实。

② 罨（yǎn 眼）：敷盖。

③ 二粉：《急救良方：诸虫蛇伤》作“腻粉”，当从。

雌蝎螫人，痛牵诸处

檐下泥傅之，或以白矾末水调，先挑出黑刺，即涂之，立效。

治蜘蛛伤，遍身成疮

青葱叶一茎，小头作一孔，盛蚯蚓一条，捏两头勿令透气，摇动化为水，点之，立效。

治壁虱

蜈蚣萍晒干，烧烟熏之，则去。

又方

青盐水洒床席，比[①]即绝。

治蜂虿毒

野芋叶擦之。如不便，急以手抓头上垢腻傅之，或用盐擦，或用人尿洗之。

治胡蜂、蜜蜂螫

以油木梳火上炙热，熨之。

治八脚虫，其虫隐于壁间，以尿射人，遍身生疮，状如汤火伤[②]

步虚丹

龙骨一两，黄芪、赤石脂、防风、桂心各一两，乌

---

① 比：据文义，疑当作“此”。

② 治八脚虫……状如汤火伤：此后，《急救良方·诸虫蛇伤》有“用乌鸡翎烧灰，鸡子白调敷”11字，疑脱。

梅、干姜各二两。

上为细末，炼蜜为丸，如弹子大。欲远行，饱食罢服一丸，酒送下，一日可行二三百里。若不行，于膝下不过三寸，用冷水略洗，其药力自消。

男妇腰痛方

玄胡索、肉桂、当归（一方有杜仲）各等分。

上为细末，每服二三钱，盐汤调下，食前酒服。

起油药 治浊污衣服并颜色书画等物

龙骨一两五钱，滑石二两，乌鱼骨二两，白蟮土[①]一两，砻茈灰二两

上为细末，掺污处，纸衬熨。油污多日者，再用细细抹。

避蚊虫法

五月五日午时，取老虾蟆一个，将好墨一片入在口内，用红线缚住，用罗经甲定取正午方，掘一穴，深五寸，埋虾蟆于内。至次日午时，取出虾蟆口中之墨。每要用时，将墨就壁上画一葫芦，再将净水喷三口在葫芦上，其蚊虫尽入其中。次日都不可打死。欲去之，即将扇轻轻扇去。试着葫芦，再随鬼转灵，但取墨时，须要虾蟆生验，死无验。

① 白蟮土：即白垩。石灰岩的一种，白色，质软而轻。

除木虱方

鳗鱼头、川山甲，二件晒干为末，床下烧烟熏之，木虱尽死。

除头上虱方

将细茶用口嚼烂，匀调水银，搽于头发上，其虱即死。

除狗蚤方

五月五日，用熨斗烧枣一枚，置床下，狗蚤皆死。

辟蛇蝎方

五月五日午时,以朱砂写“茶”字，倒贴之，蛇蝎不敢近。

辟苍蝇方

五月五日午时，望太阳写“白”字，倒贴于四柱上，则无苍蝇。

辟臭虫方

以菖蒲铺席下睡，则少臭虫。

食牛肉中毒

以猪牙烧灰为末，水调，服二钱，即愈。

食马肉中毒

饮好酒，微醉即愈。

食狗肉中毒

用杏仁二两，和皮研细，以热汤三盏拌匀，分三服。

其狗肉皆全片泻出，即愈。

食猪肉中毒

以烧猪粪为末，水调服二三钱，不过三服，即愈。

急救食诸鱼毒

橘皮汁，大豆汁，马鞭草汁，紫苏汁，俱可解之。

急救食诸蕈毒

掘地坑，汲井水在内搅之，连饮泥水数碗，取吐即瘥。

急救中巴豆毒

其症口渴，脸赤，五心烦热，利不止。捣芭蕉根叶汁，饮之即瘥。

急救天行热病

鬼臼一钱真者，鬼箭羽一钱，朱砂一钱，雄黄一钱，石菖蒲五分。

上炼蜜丸如大豆大，每日米饮下二丸。若与病人同床共衣，将二丸塞鼻，不染。

急救夏途热死

切不可以冷水灌，及以冷物逼心。急移阴凉处，取路上热土，于死人脐上作窝，令人溺其中。又取路上热土，并蒜同研调，去渣灌下，即活。

急救冬途冻死及落水冻死

微有气者，急脱去湿衣，解生人热衣包之。用炒灰令热，以囊熨之心上，冷即换之，令暖气通里，以热酒或姜汤灌之，即活。

急救中砒霜毒

好白蜡三五钱，研细，冷水灌下，解之。

急救男妇缢死

口闭捏拳者可救，口开手散者不救。头莫放倒，刺鸡冠血滴入口中，即活。男用雌，女用雄，仍涂喉下，更效。

急救木石压死并跌磕伤，从高坠下跌死，气绝不能言者

急劈[1]开口，以热小便灌之，立效。

又方

松节炒出烟，入好生酒搀内，尽量饮醉，极佳。

急救六畜中毒。

以水服壁上黄土，或地浆解之。

① 劈：《养生食忌·附急救良方》作“擘”。

妇　人

治痈疽烂见心

猫儿腹下毛、耳窝内毛煅存性，为末，干掺或清水调，入轻粉少许傅之。

治有孕咳嗽

贝母去心，麸皮炒令黄，麸皮为末，研，砂糖拌匀，丸如鸡头大，含化，神效。

治胎漏

葱白一把，浓煎汁，饮之立效。

治触动胎气，腹痛下血

缩砂不拘多少，于熨斗内炒透，去皮取仁，研为末，每服二钱，热酒调下。

治难产

清油一盏，水一盏，对和，用银簪打和，饮之。

又方

取夫裤带五寸，烧灰存性，酒服。又以皂角末少许吹入鼻中，即生。

催生

凤仙子二钱研碎，水下。

治逆生，须臾不救，母子俱亡

蛇壳一条，蝉退十四个，头发一握，并烧为灰，分二服。酒调，并进二服，仰卧霎时。或用小绣针，于小儿脚心刺三七刺，用盐少许擦刺处，即时顺生，母子俱活。

治横逆手足先出，或子死腹中

灶中心对锅底下土细研，每服一钱，酒调。

治下死胎

麝香半钱，另研官桂末三钱，和匀作一服，温酒调下。须臾，如手推下。未效①，再服。

又方

心印②不以多少，黄色者，去毛，研为末，每服二钱，酒一盏，煎八分，通口服。立效如神。

胞衣不下

半夏、白蔹③一两，为末，酒服一钱。难产一服，横生二服，倒生三服，儿死四服，神效。

又方

草麻子④十四粒，去壳捣烂，以白面和成膏，贴脚心。

① 效：原作“放”，据《急救良方·妇人》改。

② 心印：《急救良方·妇人》作“鬼臼”，当从。鬼臼，亦名“九臼”，疑形近而讹。鬼臼治死胎不下，见于《妇人大全良方·产难门》“一字神散”。

③ 白蔹：此二字后，《急救良方·妇人》有“各”字，疑脱。

④ 草麻子：即蓖麻子。

胞衣下，速洗去。如肠出，即以此药涂顶心，回肠神效。

治产后血晕，心闷气绝，腹内恶血不尽，绞痛

红花酒煎，或以藕汁，二砂[①]饮之，效。

治产后子肠出，不能救者

枳壳去穰二两煎汤，温浸良久，即入。

① 砂：《急救良方·妇人》作“碗”。《香奁润色·胎部》作“次”。

小　儿

治小儿生下即死，用法可救活

急将儿口中悬雍、前腭上有泡，以手指摘破，用帛拭血令净。若血入喉，即不可治。

治小儿初生气欲绝，不能啼者，必是难产或冒寒所致

急以绵絮包裹抱怀中，未可断脐带，且将胞衣置炭炉中烧之。仍作大纸捻，蘸油点火，着脐带上往来燎之。更以热醋汤荡洗脐带。须臾气回，啼哭如常，方可洗浴，了却断脐带。

治小儿初生，大小便不通及不饮乳

葱白二寸，破作四界，以乳汁砂锅内煎，灌之立效。

治小儿吐乳

田中蚯蚓泥[①]为末，米饮调下。

治小儿吐不定

五倍子二个，一生一熟，甘草一根，用湿纸裹煨，米汁调下半钱[②]，效。

---

① 蚯蚓泥：即蚯蚓粪。《本草纲目》卷七《土之一》："气味甘酸寒，无毒。"

② 米汁调下半钱：此6字前，《急救良方·小儿》有"共为末"三字，疑脱。

治小儿卒惊，似有痛伤而不知状

雄鸡血滴入口中，效。

治小儿夜啼

灯草烧灰，抹乳上与吃。灯花尤妙。

治小儿寸白虫

酸石榴东引根二两，糯米三十粒，水一碗煎，空心服。须臾泻下，便不生疾痛。

治痘疮出不透，腹痛甚或黑靥者

蝉壳二十五个，去翅足，净洗，为末，每服一钱，热酒调下。乳母亦服一钱。

治痘疮黑陷

人牙齿烧存性，为末，每个作一服，酒调下。

治痘疮入眼

浮萍阴干，为末。以羊子肝半个入盏内，以杖刺碎烂，投水半合，搅取汁调下。食后服，每服三钱。

治痘疮烂成片

黄牛粪干傅。脓多者，干净黄土傅之。疮遍口中不能食者，蜜浸黄柏皮，取汁啖之。凡疮欲成痂类，以面油、乳酥、清蜜润之，可揭，血出无害。

治痘疮爬搔成疮，脓血淋漓

多年盖屋烂草晒干，为末，干掺，甚效。

治痘疮欲发未发，便发[①]，此药以毒攻毒，纵然疮出亦少快，无恶证

冬月取大[②]猫、猪、犬粪各等分，埋于高处黄土窖，吉日取出。用砂锅盛盖，盐泥固济，晒干。于腊八日，煅令通红，取以碗合地上一宿，出火气。为末，入麝香少许。每用一字，以蜜调匀，温汤化下。或挑少许于舌上，用乳汁咽下。此方捷效，多秘，不须病家知之。

治口角烂疮

乱发烧灰为末，猪脂和傅。

治头上软疖

白矾为末，清油调傅，效。

又方

桃树上不落干桃子，烧灰，清油调傅，甚效。

治遗尿

鸡肶肠一具，烧存性，猪尿胞一个，炙焦为末。每服一钱，酒调下。男用雌，女用雄，如法即效。

---

① 发：《得效方》卷十一《痧疮·通治》“捷效化毒散”中作“服之”。
② 大：《得效方》卷十一《痧疮·通治》作“人”。

养生食忌

目　录

五谷食忌

晚米合苍耳食，令人卒心痛，或成走注；合马肉，发痼疾。

陈仓米和马肉食，发痼疾；和苍耳食，卒心痛。

粟米合杏仁食，令人吐泻。

荞麦合猪肉食，患热风。

大黑豆合猪肉食，令人闷。

青豆忌与鲤鱼同食。

赤小豆合鱼鲊[1]食，令人消渴。

---

① 鱼鲊（zhǎ 眨）：腌鱼。

五味食忌

醋忌与蛤肉同食。

饴糖[1]忌与菖蒲根同食；菖蒲根忌与羊肉同食。

蔗糖同鲫鱼食，成疳虫；同葵菜食，生流澼；同笋食，不消，成癥。

荆芥忌与黄颡鱼食。

莳萝忌与阿魏食。

小麦酱同鲫鱼食，咽喉生疮。

① 饴糖：据《千金方》卷一《服饵》“菖蒲忌饴糖及羊肉”，疑当作“饴糖”。

五果食忌

芡实合蜜食，生虫。

橘同螃蟹食，患软痈。

橙同槟榔食，发头风，恶心。

桃同鳖肉食，心气痛。

椑柿同蟹食，令人腹痛，大泻。

芋头同鲤鱼、鲫鱼食，令人虚劳无力。

李同蜜食，损五脏；同雀肉食，发痎疟。

榧同鹅肉食，生段节风。

枣同生葱、蜜食，五脏不和；同白鱼食，患腰痛。

枇杷和炙肉、热面食，患热毒发黄。

西瓜同油饼食，损胃。

稍瓜忌与牛乳酪、煎鲊同食。

五菜食忌

芥菜同兔肉食，生积；同鲫鱼食，水肿。

葱忌与菘菜及蜜同食，服常山药人忌食。

韭忌与蜜食。

薤合牛肉食，成瘕疾。

苦荬，蚕妇忌食。

苋菜忌与鳖肉食，令生鳖瘕。

白苣合酪乳、蜜食，令人生虫；产妇食之，小腹痛。

荠菜合面食，令人背闷。

紫苏合青鱼鲊食，令人肠内生疮，成疝气。

菠蓤合蛆鱼[①]食，发霍乱。

菰根忌同蜜食，服巴豆药人忌食。

苦笋同羊肝食，患青盲。

青蒿同胡荽食，气臭。

① 蛆鱼：《政和本草》卷二十九作“鲃鱼”。“鲃”乃“鳝”之异体字，“蛆”为“鲃”之借字，鲃亦鳝鱼类，故无论是蛆是鲃，均指鳝鱼。

六畜食忌

黄牛肉合猪肉，桑柴炙食，生寸白虫。

羖羊肉合鲊食，伤人心；合荞麦面食，患大疯；疫病、疟病后食之，发热致死。

羊肝与生椒同食，伤五脏；同苦笋食，患青盲。

马肉与苍耳、生姜同食，令人气嗽；与陈仓米同食，必得卒患。

豚肉合生胡荽食，烂人脐；合葵菜食，令人少气；合生姜食，令人患疯。

羊肝、黄豆同食，令人心闷。

猪肝合鱼鲊食，发痈疽；同鲤鱼子食，伤人神。

猪肺忌与白花菜合食。

犬肉炙食，恐成消渴；同菱米食，令人生病癞。

鹿肉合蒲作羹，发疮，令人患发背，忌与雉肉同食。

驴肉同荸荠食，患筋急。

兔肉合白鸡食，令人发黄；合獭肉食，病遁尸；同干姜食，成霍乱；同胡桃食，患背疮；合芥菜食，成积。

麋肉合雉肉、生菜、梅李之属食，发病。

诸禽食忌

丹雄鸡合胡荽、蒜、薤食，气滞；合牛肉汁食，患心瘕疟；病后忌食。

白雄鸡合獭肉食，作鬼疰，不能治。

鸡卵同葱、蒜食，令人气促生疮；同鳖食，患异病；韭子同食，患段节疯。

鸭卵合鳖肉食，令人短气。

野鸭、木耳、胡桃、豆豉不可同食。

鹧鸪与竹笋食，令人小腹胀。

雉鸡与胡桃、菌蕈、木耳同食，发痔下血；和荞麦食，生寸白虫；同家鸡子食，成遁尸。

山鸡同荞麦面食，生肥虫。

雀肉忌与李子同食。

鹑同猪肉食，令人生黑子；和菌蕈食，令人发痔。

虫鱼食忌

蜂蜜同生葱食，杀人；青赤酸者，食心烦①。

鱼鲊忌与小豆藿食。

鳡鱼②、鳠鱼③同野猪肉食，令人吐泻。

鮠鱼④同野猪、鸡食，令人患癞，动痼疾。

鳝鱼、鳝鱼⑤忌与白犬血食。

鲫鱼合芥菜食，令人水肿。

鱼子忌合猪、猴等肉食。

鳗鲡合银杏食，患软风。

鲈鱼合乳酪食，发痃癖疮肿。

鲭鱼⑥忌与蒜、胡荽、生葵、麦酱同食。

白鱼合枣子食，患腰疼。

黄鱼合荞麦食，令人失音。

鲟鱼忌合干笋食。

---

① 食心烦：《饮食须知·蜂蜜》作"食之心烦"，义胜。

② 鳡（yí夷）鱼：一种无鳞鱼，体小，头、体平扁，眼小，口上有四对小须，体灰白色，背上和体侧各有一条白线。《本草纲目》卷四十四《鳡鱼》：又名鳀鱼、鲇鱼。

③ 鳠（hù护）鱼：一种无鳞鱼，与鳡鱼相似而大。

④ 鮠（wéi）鱼：一种无鳞鱼，与鳡鱼相似而大，尾分叉。《本草纲目》卷四十四《鮠鱼》：又名鮰鱼、鳠鱼。

⑤ 鳝（qiū秋）鱼：即泥鳅。

⑥ 鲭鱼：即青鱼。

蚌螺同芥菜食，令人心气痛。

车螯同榅桲食，患大疝。

鳖肉合苋菜、蕨食，令人生鳖瘕；同马肉食，令人心气痛；同芥菜食，生恶瘕。

蟹合红柿食，令人吐血，后生膈气病。

鲤鱼鲊同青豆藿食，令人消渴。蜜瓶盛鲊，杀人。鲊内有虾，不可食。鲭鱼鲊忌与胡荽、葵、麦酱食，又恐同羊肉食，伤心。

孕妇食忌

食羊肝，令子多厄。

食兔肉，令子缺唇。

食雀脑，令子雀目。

食茨菰，能消胎气。

食山羊肉，子多病。

食蛙，令子寿夭。

食麋脂及梅李，令子青盲。

食子姜，令子多指生疮。

食干鱼，令子多疾。

食雀肉饮酒，令子无耻多淫。

食犬肉，令子无声，怀娠亦不良。

食虾蟆、鳅鳝，令子声哑。

食鹜鸭及螃蟹，令子横生。

食浆水粥，令子骨疲不成人。

食浆水，绝产。

食驴、螺、马肉，过月难产。

食鳖，令子项短及损胎。

豆酱合藿同食，堕胎。

食酱，面多黑点。

食鳝鱼合田鸡，令子喑哑。

食暴鸭，令子患诸虫。

糯米与杂[1]肉同食，令子生寸白虫。

菌有大毒，食之令子成疯。

鳞鱼与蒜食，毒胎。

雀肉合豆酱食，令子面生皯[2]点黑子。

鸡、鱼与糯米同食，令子生寸白虫。

鲤鱼与鸡子同食，令子成疳，多疮。

鸭子与桑椹同食，令子倒生。

---

① 杂：疑当作“鸡”。《妇人大全良方·胎教门·食忌论》：“鸡肉、糯米合食，令子生寸白虫。”

② 皯（gǎn 感）：黑色。

乳母食忌

食寒凉发病之物，子有积热、惊风、疮。

食湿热动风之物，子有疥癣疮病。

食鱼、虾、鸡、马肉，子有癖疳瘦疾。①

---

① 食寒凉发病之物……子有癖疳瘦疾：此段39字，疑前后脱文、错简。《饮膳正要·乳母食忌》云："子有泻痢、腹痛、夜啼疾，乳母忌食寒凉发病之物。子有积热、惊风、疮疡，乳母忌食湿热动风之物。子有疥癣疮疾，乳母忌食鱼、虾、鸡、马肉发疮之物。子有癖、疳、瘦疾，乳母忌食生茄、黄瓜等物。"

小儿食忌

鸡鸭卵、鱼子之类，儿食，长而多忘。

食鸡肉，生虫[①]。

栗子饲之，齿生迟，肾气弱。

食王瓜，生疳虫。

黍米饭并蕨，食之脚无力。

食荞麦，主令[②]发落。

蕺菜[③]食之，三岁不行。

就瓢并瓶饮水，语言多讷。

羊肝同椒食，损五脏。

食鲟鱼，结癥瘕及咳嗽。

幼女食鱼鲀则拙。

---

① 生虫：《厚生训纂·育婴》作“生蛔虫”。

② 令：原作“今”，形近而讹，故改。

③ 蕺（jí集）菜：即鱼腥草。

逐月食忌附永当戒食

正月戒食虎、豹、狸肉，令人伤神。勿食生蓼，令人伤肾。

二月戒食兔，伤神。且孕妇食之，主子唇缺。戒食鸡子，忌心[①]。初九日勿食鱼，仙家大忌。

三月勿食鸟兽五脏、百草，仙家大忌。庚寅日食鱼，大凶。

四月勿食雉，令人气逆。勿食鳝鱼。勿食蒜，伤气伤神。

五月勿食肥浓[②]，勿食煮饼。凡君子，此月当斋戒、节嗜欲、薄滋味为紧要，慎之。

六月勿食生葵，宿疾尤忌。泽水[③]，令人病鳖瘕。

七月勿食莼，是月蜡虫着上，人不见。勿食蜜，令人霍乱。

八月勿食姜蒜，令人损寿减智。勿食鸡子，令人伤神。

九月蟹腹有真稻芒，长寸，向冬输与东海神。若未输

---

① 忌心：《事林广记》戊集卷下《医学类·月分食忌》作“恶心”，义胜。

② 肥浓：原作“桑浓”，据《养生月览·五月》改。肥浓，肥腻厚味。

③ 泽水：湖泽之水。《养生月览·六月》：“六月勿食泽水，令人病鳖瘕。”

芒，便不可食[1]。

十月勿食猪肉，令人发宿疾。勿食椒，令人损神。

十一月勿食龟鳖，令人水病。勿食陈脯，令人恶心。戒食鸳鸯，不致恶心。

十二月勿食生葵，发痼疾。勿食薤，则伤人。勿食鳝，勿食鳖，必致害人。

永当戒食病猪、死禽不正之物。若不禁之，为害则大。

又永戒食牛肉，此太牢之牲，不食可也。若患杨梅恶疮，食之则发。若痔漏，服药痊差，一食牛肉、驴马肉、烧酒、芥辣、缩砂、官桂、生萝卜，发之，复难治。

---

① 九月蟹腹有真稻芒……便不可食：语本《酉阳杂俎·前集》卷十七《鳞介篇》。《吴兴掌故集·物产·紫须蟹》谓此语为“大诞妄。”《蟹谱·食茛》引陶隐居云：“蟹未被霜者，甚有毒，以其食水茛也。人或中之，不即疗则死。至八月，腹内有稻芒，食之无毒。”

诸果有毒

桃、杏，仁双者。

五月食未成核果，令人发痈疖及寒热。

秋冬果落地，食之令人患漏症。

诸兽有毒

自死、疫死者，犬马悬蹄肉，肉落水浮者，诸兽足赤者，皆不可食。

诸禽有毒

白色玄首者，玄色白首者，卵[1]有八字者，自死无伤者，鸭目色白者，禽有大爪者，死不伸足者，死不闭目者，皆不可食。

① 卵：《食物本草》卷二十二《诸鸟有毒》作“腹”，义胜。

诸鱼有毒

目能开合者，脑白连珠者，逆鳞逆鳃者，二目不同者，腹下丹字者，有角白背者，目鳞须赤者，皆有毒，杀人。

无鳃白鬣者，连鳞黑点者，无胆全鳃者，皆不可食。

饮食害人

银鱼[①]不可与麦门冬同食，杀人。

盛蜜瓶作鲊，食之杀人。

凡肉炙不动，暴不干，食并杀人。

菌下无纹者，食之杀人。

肉纳在密器，气大泄者[②]，皆杀人。

新菌有毛者，食之杀人。

檐滴水生菜有毒，食之杀人。

禽兽肝青者，食之杀人。

凡鸟兽自死口不闭者，食之杀人。

蟹目相向者，食之杀人。

头发不可在鱼鲊内，食之杀人。

祭酒自耗者，食之杀人。

鱼头有白连背上者，食之杀人。

河豚眼赤者，食之杀人。

祭神肉无故自动者，食之杀人。

羊肝有窍者，食之害人。

---

① 银鱼：《养生类纂·鳞介部》作“鲫鱼”。

② 肉纳在密器气大泄者：《事林广记》戊集卷下《医学类·饮食害人》作“肉汁在密器，气不泄者”。

生果停久有损处者，食之害人。

瓜有两蒂两鼻者，食之害人。

鲎鱼小者谓之鬼鲎，食之害人。

曝肉脯不干者，食之害人。

饮酒后不得食羊豕脑，食之大害人。

食黄鳝后食荆芥者，则杀人。

饮食相反

螃蟹与灰酒相食，令人吐血。

食粟米勿食杏仁，令人吐泻。

蕹菜与牛肉同食，令人生瘸。

食兔肉勿食姜干，令人霍乱。

兔肉与白鸡同食，令人发黄。

食死马勿食仓米，发人百病。

鲴鱼[①]与芥菜同食，令人黄肿。

食猪肉勿食生姜，令人大风。

鸡肉与胡蒜同食，令人气滞。

糖蜜与小虾同食，令人暴下。

食羊肝勿使生椒，伤人五脏。

枣、李与蜂蜜同食，五脏不和。

饮酒后勿食芥辣，缓人筋骨。

兔肉与鸭[②]肉同食，血气不行。

饮酒后勿食胡桃，令人呕血。

猪肉与鹌鹑同食，面生黑点。

食粥后勿食白汤，令人成淋。

牛肉与白酒同食，生寸白虫。

诸禽兽鱼油点灯炬，令人盲眼。

---

① 鲴鱼：《事林广记》戊集卷下《医学类·饮食相反》作“鲫鱼”。

② 鸭：《事林广记》戊集卷下《医学类·饮食相反》作“鹅”。

附急救良方

急救六畜中毒

以水服壁上黄土，或地浆解之。

食牛肉中毒

以猪牙烧灰为末，水调服二钱，即愈。

食马肉中毒

饮好酒，微醉即愈。

食狗肉中毒

用杏仁二两，和皮研细，以热汤三盏拌匀，分三服。其狗肉皆全片泻出，即愈。

食猪肉中毒

以烧猪粪为末，水调服二三钱，不过三服，即瘥。

急救食诸鱼毒

用橘皮汁、大豆汁、马鞭草汁、紫苏汁，俱可解之。

急救食诸蕈毒

掘地坑，汲井水在内搅之，连饮泥水数碗，取吐即瘥。

急救中巴豆毒

其症口渴，脸赤，五心烦热，利不止。捣芭蕉根叶汁，饮之即瘥。

急救天行热病

鬼臼一钱真者，鬼箭羽一钱，朱砂一钱，雄黄一钱，石菖蒲五分。

上炼蜜丸如大豆大，每日米饮下二丸。若与病人同床共衣，将二丸塞鼻，不染。

急救夏途热死

切不可以冷水灌，及以冷物逼心。急移阴凉处，取路上热土，于死人脐上作窝，令人尿其中。又取路上热土，并蒜同研，水调去渣，灌下即活。

急救冬途冻死及落水冻死

微有气者，急脱去湿衣，解生人热衣包之。用炒灰令热，以囊熨之心上，冷即换之，令暖气通里，以热酒或姜汤灌之，即活。

急救中砒霜毒

用好白蜡三五钱，擂细，冷水灌下，解之。

急救男妇缢死

口闭捏拳者可救，口开手散者不救。头莫放倒，刺鸡冠血滴入口中，即活。男用雌，女用雄，仍涂喉下，更效。

急救木石压死

并跌磕伤，从高坠下跌死，气绝不能言者，服药不便，急擘开口，以热小便灌之，立效。

又方

用松节炒出烟，入好生酒搀内，尽量饮醉，极佳。

校注后记

一、作者生平

胡文焕，字德父，生活于万历中晚期，具体生卒年代不详，浙江钱塘人（一说为徽州婺源人）。从举业，擅琴棋书文，因体弱多病而好养生之术，又潜心道学，故自号全庵、全道人、抱琴居士等。生平涉猎甚广，志在著述，开设书坊于杭州，刻印书籍计数百种，旁搜诸子百家，上自训诂、小学、诗诀、文评、天文、地志、历律、刑名，下至稗官、医卜、老佛、边夷、鸟兽、草木，大部分收于胡氏各种丛书，如《格致丛书》《百家名书》《胡氏粹编》《诗法统宗》《群音类选》《文会堂琴谱》等。其中，医学书籍主要收入《寿养丛书》与《医家萃览》。胡氏刻书数量庞大，流布遐迩，虽非精校精刊，且错讹不少，但在事实上使诸多珍稀秘籍得以散播流传，对保留古代文化遗产具有不可忽视的作用。

二、本书内容述评

胡氏所刻医书，多为收藏的他人之作，而《医学要数》《应急良方》《养生食忌》三部均为胡氏纂辑。

《医学要数》二卷，自“一息、二仪”至“十三阴、十五络”69则条文，主要引录于《内经》《难经》等医经，以及《备急千金要方》《三因极一病证方论》《仁斋直指方论》《医经溯洄集》《丹溪心法》等唐宋医书和金元、明初时期的重要医书。其所选内容主要为医学术语与基础理论。以数字前后串联的编排方式，使本书颇有趣味，便于阅读诵记，可为养生者普及基本的医学知识。书末“十九问选”则以问答形式讲解医书中的疑难点，阐述医学理论。如何谓“医不三世”？何谓“误服汤丸者食不及新”？为何《本草》与李东垣对“君臣佐使”的理解不一样？《伤寒论》“必转失气则可服”中“失”字为何意？《内经》“脏腑要害，乃刺之禁数”是何意？这些问答，可为学医者作参考。

《应急良方》一卷，载方173则，分通用、妇人、小儿三门，一病一方，或一病数方。通用门收录内科、外科、急救用方共140则，如治气聚心下不散、阳脱、泄利、疮疡癣痈、聤耳、口疮、骨鲠、虫咬、中毒等。此外，亦有染须固齿、避除蚊虫、去衣物油污等方法。妇人门收录产科用方15则，如治胎漏、难产、产后血晕等。小儿门收录儿科用方18则，如治吐乳、夜啼、痘疮、遗尿等。从方中用药来看，多为单方偏方，所用药品有不少是平常生活可及之物，如藕节、三叶酸浆草、荠菜根、蚯蚓、蜘蛛丝、鳝鱼血、井底泥、石灰、燕窠中草土、槐树上木耳。有一些是为应急而权宜之用者，如治出门、在家应急吐泻方，用路旁破草鞋洗净煎水喝。亦有不少药物，今日已不用或不识，或者禁用，如白獭髓、密陀僧、无名异、猪牙、象牙等。本书在当时可为居家备急方药，在当今亦可作研究参考。

《养生食忌》一卷，载录五谷、五味、五果、五菜、六畜、诸禽、虫鱼等饮食配伍禁忌，各种有毒的果、兽、禽、鱼辨认方法，及饮食害人、饮食相反等歌诀。后世养生书籍多引用之。书中所载食物禁忌中，虽然有一些食物在现代已不食用，有些内容看似怪诞，但也有不少内容值得研究，为当今生活借鉴。如“西瓜同油饼食，损胃”，“椑柿同蟹食，令人腹痛，大泻”，“饮酒后不得食羊豕脑，食之大害人”等。

三、关于版本考证

通过前期的版本调研，可知三种医书均无单行刻本，或见于合刊本，或见于丛书本。三书均有抄本、影印本、点校本。

1.《医学要数》

本书刻印于万历年间。目前各地图书馆所藏胡氏《寿养丛书》《医家萃览》《格致丛书》等丛书的刊刻本，大都残缺不全，查阅其存见书目，均未见本书。山东省图书馆所藏明万历刻本是查得的唯一留存刻本，但因“纸张酥脆，不宜翻阅”，故本次调研未得目睹。馆内数据库显示其版本情况：“《医书五种九卷》，明万历刻本（1563～1620年），2册1函”，“《新刻医学要数》一卷；《新刻医学碎金》四卷，周礼撰；《新刻脉诀》一卷，崔紫虚撰；《新刻太素脉诀秘书》一卷，胡文焕校；《新刻太素心要》二卷，胡文焕校”，“10 行 20 字，白口，左右双边，无序跋，每书前均有‘胡文焕校正’”。

万历刻本的抄本共有四种。

两种藏于中国中医科学院图书馆，一为朱格抄本，一为蓝格抄本，均题书名为“万历新刻医学要数”。朱格本半框 16.7cm×11.9cm，蓝格本半框 16.5cm×11.7cm。朱格本首页，有长方形小篆阳文朱印“福绵”。两本均为上下卷，每半叶 10 行，每行 20 字，白口内书“万历新刻医学要数”，单鱼尾，左右双边，有目录，无序跋。根据文字比对，两本应为从同一祖本抄出。

上海中医药大学图书馆藏有一种“万历新刻医学要数”朱格抄本。该本半框 16.7cm×11.9cm，为上下卷，每半叶 10 行，每行 20 字，白口内书“万历新刻医学要数”，单鱼尾，左右双边，有目录，无序跋。封面上有阳文朱印“中国书店（进）”，全书纸张较新，装订用线亦较新，书根有黑色铅印字“万历新刻医学要数”。本书可能为近人翻抄，由中国书店发售。根据文字比对，与中国中医科学院图书馆的两个抄本均从同一祖本抄出。

第四种抄本为明万历虎林文会堂刻本《寿养丛书》的清代抄本。此套清抄本《寿养丛书》为中国中医科学院李经纬研究员从中国书店购得而影印出版，后又出版点校本。将此本与上述抄本比对，内容上讹误较多，甚至有错简，可以判定不是同一系统的本子。

综上所述，《医学要数》现存明刻本一种，抄本四种，抄本有两个系统。

2. 《应急良方》

本书刻印于明万历年间。查阅各地胡氏丛书刊刻本，唯见中国科学院国家科学图书馆所藏胡氏明万历刻本《医家萃览》收有本书，有影印本出版。但该本纸张损毁较多，以致多处文字漫漶不清。中国中医科学院图书馆藏有《轩辕黄帝治病秘法、应急良方》刻本，半框 19cm × 13cm，每半叶 10 行，每行 20 字，白口内书“应急良方全”，双鱼尾，左右双边，无目录，无序跋。但此本为商贾将两本不全的书“凑合以欺人”，缺少《应急良方》上半部分内容，只有下半部刻本，且残损较多。

清抄本《寿养丛书》亦收本书，文字清秀，内容最为完整。

3. 《养生食忌》

本书刻印于明万历年间。此书明刻本馆藏多于前两种。此次调研所见刻本有四种。一为上海中医药大学图书馆所藏明万历刻本。据图书馆记录，此书收录于《格致丛书》（简称格致本）。二为中国中医科学院图书馆的万历映旭斋《寿养丛书》刻本，其中收有《新刻养生食忌》一卷（简称映旭斋本）。三为中国中医科学院图书馆余氏种德堂

《寿养丛书》刻本，亦收有《新刻养生食忌》（简称种德堂本）。四为《北京图书馆古籍珍本丛刊》的《寿养丛书》刻本影印本，收有《新刻养生食忌》(简称影印本)。

格致本破损最少，内容最完整。该本与《新刻三元参赞延寿书卷四》合刊，书名题为“新刻养生食忌”，半框19.5cm×13cm，每半叶10行20字，白口内书“养生食忌全”，双鱼尾，左右双边，有目录，无序跋。关于该本的刊刻年代，可以从以下几方面进行分析：①有研究者总结胡氏刻书时间，主要在万历二十年（1592）至万历二十五年（1597）的六年间（王宝平，胡文焕丛书考辨，中华文史论丛，2001年第65期，120~145页)。②根据国家图书馆的民国抄本的牌记“虎林胡氏文会堂万历岁次壬辰仲秋吉旦新梓养生食忌”，可知万历壬辰（1592）年曾有《养生食忌》刊行。③该本同套丛书中《新刻养生导引法》有牌记“虎林胡氏文会堂万历岁次壬□仲秋吉旦新梓养生导引法”。由此可知，上海中医药大学图书馆藏的《养生食忌》为万历壬辰（1592）年刊刻。

映旭斋本与种德堂本，书内均有破损、残缺，种德堂本尤甚。映旭斋本书内有牌记“虎林胡氏文会堂万历岁次癸巳季春吉旦新梓养生食忌”。

将格致本与映旭斋本、种德堂本、影印本进行比较，从内容、字迹、版式上看，四本书可能出于同一雕版。有研究者指出：胡文焕刻书，随刻几种就刻一目录，作为一种新书发售，又随将新书加入旧刻丛书之中，所以所刻丛书（包括《格致丛书》《寿养丛书》等）分类紊乱，前后错出（于为刚，胡文焕与《格致丛书》，图书馆杂志，1982 年第 4 期，63 ~ 65 页）。亦有研究者认为，映旭斋《寿养丛书》“16 种子目不出传本《格致丛书》和《百家名书》目外，它或为胡氏原刻，但也不排除市贾从胡氏刊刻之本中摘印而成的可能性，而始作俑者疑为映旭斋”（王宝平，胡文焕丛书考辨，中华文史论丛，2001 年第 65 期，120 ~ 145 页）。

综上所述，中国中医科学院图书馆藏的万历映旭斋刻本虽为万历癸巳（1593）年刊行，但可能是壬辰刻本的重刊本。《养生食忌》刻本都出于一个系统。

四、关于《医学要数》的内容来源

在《医学要数》的校注工作后期，因偶然机会，发现明代医家唐椿《原病集》卷一《元类要法》后半部分内容与本书大致相同，故将两者内容与成书情况做一比较探考。

1. 成书年代

胡文焕《医学要数》与唐椿《原病集》两书均刊刻于明代。

《医学要数》前后并未见序跋。查其相关丛书，亦未获得本书编纂情况。其刊印时间，不能精确知道是哪一年，但根据相关研究推算，当在万历二十年（1592）至万历二十五年（1597）的六年间。

《原病集》中序言称，本书撰于1474年，初为家藏秘本，被广为传抄，由唐椿之孙刊行于1633年。与胡文焕《医学要数》相比，《原病集》成书时间早了一百多年，而刊行晚了约40年。

2. 作者生平

胡文焕，浙江钱塘人（一说为徽州婺源人），好养生之术，又喜藏书刻书，开设书坊于杭州，上文已述。

唐椿生平，主要从《原病集》序言中得知。唐氏名椿，字尚龄，号恕斋。嘉定（今属上海市）人。为元代医家唐永卿后人，世承医业。其学医，宗朱丹溪"有论无方，无以模仿；有方无论，无以识证"之说，"先习儒书，方将《脉经》《本草》《素问》《难经》《伤寒》等书循序相参，熟读兼考究。兹集知阴阳逆顺、气运变化、脏腑标本、脉候虚实，方看古人用药方法，潜心灯案，勤于记诵，研精覃思，造其微妙"。唐氏积十余年，编纂《原病集》。书中上法《内经》《神农本草经》二书，中及数家，下迄丹溪。"原病"二字，取自"原病施治"之意。

3. 全书内容

《医学要数》约3万字，分上下二卷，汇集与数字相关的中医名词术语69则。书末"十九问选"以问答形式阐述医学理论及其临床意义。

与之相比，《原病集》内容丰富得多，估计字数约20

万，全书分元、亨、利、贞四类。元类实为医学总论，称“元类要法”，阐发医学源流。亨、利、贞类为各论，称“钤法”“钤方”，其意“以类分门，以门钤法，以法钤方，方列汤、散、饮、圆、丹、膏、杂法七类”。《元类要法》后半部分内容中，亦汇集了与数字相关的中医名词术语。不论从条录名称来看，还是从正文内容来看，均与《医学要数》几乎一致，只有个别字略有差异。从“一息”至“十五络”，均为辑录前人医书内容，并无医家独创见解。而其后的“二十问”部分则带有医家见解，内容上明显比《医学要数》“十九问”完整，多出一千一百余字，且未查到其可能承袭的其他书籍。除此之外，《医学要数》中有脱文现象，如“四气调神”一条录自《素问·四气调神大论》，却脱落了后半部分四十余字，以致语句不通。而《原病集》中并无脱文。

鉴于此，整理者存此疑惑，即《医学要数》是否从《原病集》1474 年成书后的传抄本辑录而来？这里需要解决几个问题。

首先，目前所见《医学要数》为刻本的抄本，抄本中的脱文现象是因为刻本本身不全造成的问题，还是抄写者漏抄造成的？

其次，《原病集》中虽有相同内容，但在书中上下文中看来，似乎略显突兀。其前面的内容为“脱血、汗法……病热分治、脏传生死”，并无与数字相关的名词术语，亦无明显编排规律。而“一息”至“二十问”的内容似乎自成一体，与前文之间没有任何语句衔接，更没有“医学要数”之名出现。

整理者推测，可能存在《医学要数》成书早于《原病集》的情况，唐椿、胡文焕均藏有此书。亦可能原本不存在《医学要数》一书，其内容本为唐椿早年编纂，流传于外，为胡文焕获得而刻印，并冠名为《医学要数》。

为便于读者参阅，今将《医学要数》“十九问选”中出现脱文之问答，从《原病集·元类要法下》中“二十问”原文中辑录于下：

二问曰：古之治病，惟其移精变气，祝由而已，今可用乎？曰：移谓移易，变谓变改，皆使邪不伤正，精神复强而内守也。《内经》云：圣人传精神，服天气。又云：精神内守，病安从来？盖往古之人，巢居穴处，夕隐朝游于禽兽之间。动躁阳盛，故身热而以御寒；凉气生寒，故阴居可以避暑。况其志捐思想，则内无眷慕之累，心忘愿欲，故外无臾宦之形，静保天真，自无邪胜，是以移精变气，无假药石，祷祝病由而得安愈。今之世不然。忧患缘其内，苦形伤其外，又失四时之从，逆寒暑之宜，贼风数至，虚邪朝夕，内至脏腑骨髓，外伤空窍肌肤，所以小病必甚，大病必死，故祝由不能已也。

三问曰：三折肱而知为良医，其义何在？曰：详之“折”字为义，食列切，断而犹连之意。及按《春秋传·

定公三十年》，晋荀跞等奉公以伐范氏、中行氏，弗克，二子将伐公。齐高疆曰：三折肱知为良医。唯伐君为不可，民弗与也。弗听，遂伐公。国人助公，二子果败。东坡又以一弹指为对，吴蒙斋云：脉药可折肱而治。观是数者，盖欲医之临证施治，当再三曲肱，沉思精虑而无苟且妄治之误为义。若以俗云，能三治折肱者为良医，愚恐与此理有乖欤！然不敢强设，当伺后之识者。

四问曰：医不三世，不服其药。《礼记》谓父子相承，宋潜溪谓习通《脉经》《本草》《针灸》三世之书者，子今从何是与？曰：圣贤谓世次相承，意其父子授受，习谙脉药病候之情伪，而无妄误之失。宋公谓徒恃世医，不究历代经书，昧乎医之义理，必有庸谬之祸。又《难经》云：色、脉、皮肤三者，知一为下工，知二为中工，知三为上工。据之于理，当两存焉。

五问曰：李元象《伤寒赋》云，误服汤丸者食不及新，特犯禁戒者死必不腊。此二者何喻也？曰：按《春秋传》云，成公十年，晋公梦大厉，披发及地，搏膺而踊，坏门入户，曰：杀余，余得请于帝。景公觉而问桑田巫，答云：公不食新矣。六月，甸人献麦。召桑田巫，示而杀之。公将食，如厕，陷而卒。僖公五年，晋赂虞，假道以伐虢。宫之奇谏曰：虢，虞之表也。虢亡，虞必从之。公弗听。宫之奇曰：虞不腊矣。是冬，晋灭虢师，还馆于虞，晋遂袭灭之。窃意二者，喻医有犯禁戒，误投药饵，以其不仁，似二公之不久也。

十八问曰：医之视病，望而知之者谓之神，闻而知之者谓之圣，问而知之者谓之工，切脉而知之者谓之巧，何谓也？曰：此医家之四教也。

盖望而知之者，谓观其神色以辨病候。凡人饮食入胃，变其精专之气，五味各走所喜以养五脏，而五脏之精华，色泽之善恶，皆见乎面。肝色青，如翠羽、如苍壁之泽者吉，如蓝、如草兹者危。心色赤，如鸡冠、如帛裹朱者吉，如衃血、如赭者危。脾色黄，如蟹腹、如罗裹雄黄者吉，如枳壳、如黄土者危。肺色白，如豕膏、如白壁之泽者吉，如垩、如枯骨者危。肾色黑，如乌羽、如漆色者吉，如炭、如煤炲者危。此五色之吉凶也。春色青，夏色赤，长夏色黄，秋色白，冬色黑，此五色之从四时也。春得白色，夏得黑色，长夏得青色，秋得赤色，冬得黄色，此五色之逆四时也。《素问》云：色泽以浮，谓之易已；色夭不泽，谓之难已。五脏乃神之舍，五色乃神之表。五脏之败，神气已衰，其色必夭。夭者，枯槁之谓。能察其色以断吉凶，可谓神矣。

闻而知之，谓听其声音而知其病之所在。肾为声音之根，心为声音之主，肺为声音之门。然五脏各有声，而肺属金以司之，乃听命于心，以发扬其声耳。肝音角，声直以柔；心音徵，声高以长；脾音宫，声大以缓；肺音商，声清以扬；肾音羽，声深以滑。此五脏声音之善者也。肝喜叫怒，心喜言笑，脾好乐歌，肺好哭泣，肾好呻吟，此五脏声音之为疾者也。闻是声，即与某脏之病相参，别其五行胜负，以决死生，不其圣乎！

问而知之，此医之资于患者以知其病之所自。今之人以问证得所患为耻，患者亦复隐默以验其术之精否，或隐恶而不欲言，或举一遗一而不尽言，欲求愈疾，不亦难乎？

切脉而知病，以巧而言。巧者，智识精妙之至也。恃能粗率，非巧也。心志胶扰，不能巧也。差之毫厘，未得为巧也。其所以凝神静虑，研精覃思，而于三部九候之间，探之于微茫之表，索之于至隐之中，以察七表八里九道十怪脉之形状，致极其精而无惑，斯可以为巧矣。今夫医不待问证，切脉而知病之吉凶，乃神圣之事。神圣，未易言也。切脉虽云巧，终不若首问病人有何所苦所起所在，然后望色、听声、诊脉，以合病情，使四者兼备而不偏废，则百发而百中。以斯言之，则皆才识颖悟、心领意会之士，而后能之。其疏于学问，不知旨趣者，讵能然与？

十九问曰：愿闻手足十二经配脏腑，何以然乎？曰：阴生于午，以阴上生，自午至亥，谓之六阴。阳生于子，以阳下生，自子至巳，谓之六阳。一阴一阳，各相配合，乃为手足十二经，外循身形，内贯脏腑，此正《素问》云上古圣人，论理人形，列别脏腑，端络经脉，会通六合也。夫少阴之经主心与肾，而少阴冬脉，其本在肾，盖心属君火，正化于午，对化于子，是以心手少阴、肾足少阴主之。水随肾至，故太阳为腑，则手太阳小肠、足太阳膀胱也。太阴之经主脾与肺，盖脾属太阴土，土生金，子随母居，是以脾足太阴、肺手太阴主之。金随肺至，故阳明为腑，则手阳明大肠、足阳明胃也。厥阴之经主肝与心包络，盖肝属木，木生火，子随母居，是以肝足厥阴、心包络手厥阴主之。火随心包络至，故少阳为腑，则手少阳三焦、足少阳胆也。心包络非脏，三焦非腑，且三焦为决渎之官，有名无形，上合于心，下合于肾，主通调道诸气，名为使者，是故与心包络为表里。刘温舒曰：心、肺、心包络在上，曰手经，其脉从两手起；脾、肝、肾在下，曰足经，其脉从两足起。盖手足经所以起上下也。殊不知胆、胃、膀胱曰足经，其脉下行，亦能循上也。

总书目

医经

内经博议
内经精要
医经津渡
灵枢提要
素问提要
素灵微蕴
难经直解
内经评文灵枢
内经评文素问
内经素问校证
灵素节要浅注
素问灵枢类纂约注
清儒《内经》校记五种
勿听子俗解八十一难经
黄帝内经素问详注直讲全集

基础理论

运气商
运气易览
医学寻源
医学阶梯
医学辨正
病机纂要
脏腑性鉴
校注病机赋
内经运气病释
松菊堂医学溯源
脏腑证治图说人镜经
脏腑图书症治要言合璧

伤寒金匮

伤寒大白
伤寒分经
伤寒正宗
伤寒寻源
伤寒折衷
伤寒经注
伤寒指归
伤寒指掌
伤寒选录
伤寒绪论
伤寒源流
伤寒撮要
伤寒缵论
医宗承启
伤寒正医录
伤寒全生集
伤寒论证辨
伤寒论纲目
伤寒论直解
伤寒论类方

伤寒论特解
伤寒论集注（徐赤）
伤寒论集注（熊寿试）
伤寒微旨论
伤寒溯源集
伤寒启蒙集稿
伤寒尚论辨似
伤寒兼证析义
张卿子伤寒论
金匮要略正义
金匮要略直解
高注金匮要略
伤寒论大方图解
伤寒论辨证广注
伤寒活人指掌图
张仲景金匮要略
伤寒六书纂要辨疑
伤寒六经辨证治法
伤寒类书活人总括
订正仲景伤寒论释义
张仲景伤寒原文点精
伤寒活人指掌补注辨疑

诊　　法

脉微
玉函经
外诊法
舌鉴辨正
医学辑要
脉义简摩
脉诀汇辨
脉经直指
脉理正义
脉理存真
脉理宗经
脉镜须知
察病指南
崔真人脉诀
四诊脉鉴大全
删注脉诀规正
图注脉诀辨真
脉诀刊误集解
重订诊家直诀
人元脉影归指图说
脉诀指掌病式图说
脉学注释汇参证治

针灸推拿

针灸全生
针灸逢源
备急灸法
神灸经纶
推拿广意
传悟灵济录
小儿推拿秘诀
太乙神针心法
针灸素难要旨
杨敬斋针灸全书

本　　草

药鉴

药镜

本草汇

本草便

法古录

食品集

上医本草

山居本草

长沙药解

本经经释

本经疏证

本草分经

本草正义

本草汇笺

本草汇纂

本草发明

本草发挥

本草约言

本草求原

本草明览

本草详节

本草洞诠

本草真诠

本草通玄

本草集要

本草辑要

本草纂要

识病捷法

药性纂要

药品化义

药理近考

食物本草

见心斋药录

分类草药性

本经序疏要

本经续疏证

本草经解要

青囊药性赋

分部本草妙用

本草二十四品

本草经疏辑要

本草乘雅半偈

生草药性备要

芷园臆草题药

新刻食鉴本草

类经证治本草

神农本草经赞

神农本经会通

神农本经校注

药性分类主治

艺林汇考饮食篇

本草纲目易知录

汤液本草经雅正

新刊药性要略大全

淑景堂改订注释寒热温平药性赋

方　　书

医便

卫生编
袖珍方
仁术便览
古方汇精
圣济总录
众妙仙方
李氏医鉴
医方丛话
医方约说
医方便览
乾坤生意
悬袖便方
救急易方
程氏释方
集古良方
摄生总论
辨症良方
活人心法（朱权）
卫生家宝方
寿世简便集
医方大成论
医方考绳愆
鸡峰普济方
饲鹤亭集方
临症经验方
思济堂方书
济世碎金方
揣摩有得集
亟斋急应奇方
乾坤生意秘韫
简易普济良方
内外验方秘传
名方类证医书大全
新编南北经验医方大成

临证综合

医级
医悟
丹台玉案
玉机辨症
古今医诗
本草权度
弄丸心法
医林绳墨
医学碎金
医学粹精
医宗备要
医宗宝镜
医宗撮精
医经小学
医垒元戎
医家四要
证治要义
松厓医径
扁鹊心书
素仙简要
慎斋遗书
折肱漫录
丹溪心法附余

方氏脉症正宗
世医通变要法
医林绳墨大全
医林纂要探源
普济内外全书
医方一盘珠全集
医林口谱六法秘书

温　病

伤暑论
温证指归
瘟疫发源
医寄伏阴论
温热论笺正
温热病指南集
寒瘟条辨摘要

内　科

医镜
内科摘录
证因通考
解围元薮
燥气总论
医法征验录
医略十三篇
琅嬛青囊要
医林类证集要
林氏活人录汇编
罗太无口授三法
芷园素社痎疟论疏

女　科

广生编
仁寿镜
树蕙编
女科指掌
女科撮要
广嗣全诀
广嗣要语
广嗣须知
宁坤秘籍
孕育玄机
妇科玉尺
妇科百辨
妇科良方
妇科备考
妇科宝案
妇科指归
求嗣指源
坤元是保
坤中之要
祈嗣真诠
种子心法
济阴近编
济阴宝筏
秘传女科
秘珍济阴
女科万金方
彤园妇人科
女科百效全书

叶氏女科证治

妇科秘兰全书

宋氏女科撮要

茅氏女科秘方

节斋公胎产医案

秘传内府经验女科

儿　科

婴儿论

幼科折衷

幼科指归

全幼心鉴

保婴全方

保婴撮要

活幼口议

活幼心书

小儿病源方论

幼科医学指南

痘疹活幼心法

新刻幼科百效全书

补要袖珍小儿方论

儿科推拿摘要辨症指南

外　科

大河外科

外科真诠

枕藏外科

外科明隐集

外科集验方

外证医案汇编

外科百效全书

外科活人定本

外科秘授著要

疮疡经验全书

外科心法真验指掌

片石居疡科治法辑要

伤　科

伤科方书

接骨全书

跌打大全

全身骨图考正

眼　科

目经大成

目科捷径

眼科启明

眼科要旨

眼科阐微

眼科集成

眼科纂要

银海指南

明目神验方

银海精微补

医理折衷目科

证治准绳眼科

鸿飞集论眼科

眼科开光易简秘本

眼科正宗原机启微

咽喉口齿

咽喉论
咽喉秘集
喉科心法
喉科杓指
喉科枕秘
喉科秘钥
咽喉经验秘传

养　　生

易筋经
山居四要
寿世新编
厚生训纂
修龄要指
香奁润色
养生四要
养生类纂
神仙服饵
尊生要旨
黄庭内景五脏六腑补泻图

医案医话医论

纪恩录
胃气论
北行日记
李翁医记
两都医案
医案梦记
医源经旨
沈氏医案
易氏医按
高氏医案
温氏医案
鲁峰医案
赖氏脉案
瞻山医案
旧德堂医案
医论三十篇
医学穷源集
吴门治验录
沈芊绿医案
诊余举隅录
得心集医案
程原仲医案
心太平轩医案
东皋草堂医案
冰壑老人医案
芷园臆草存案
陆氏三世医验
罗谦甫治验案
周慎斋医案稿
临证医案笔记
丁授堂先生医案
张梦庐先生医案
养性轩临证医案
养新堂医论读本
祝茹穹先生医印
谦益斋外科医案
太医局诸科程文格

古今医家经论汇编

莲斋医意立斋案疏

医　史

医学读书志

医学读书附志

综　合

元汇医镜

平法寓言

寿芝医略

杏苑生春

医林正印

医法青篇

医学五则

医学汇函

医学集成

医经允中

医钞类编

证治合参

宝命真诠

活人心法（刘以仁）

家藏蒙筌

心印绀珠经

雪潭居医约

嵩厓尊生书

医书汇参辑成

罗氏会约医镜

罗浩医书二种

景岳全书发挥

新刊医学集成

寿身小补家藏

胡文焕医书三种

铁如意轩医书四种

脉药联珠药性食物考

汉阳叶氏丛刻医集二种